伝統的ヨーガにもとづくヨーガ療法標準テキストⅡ

ヨーガ療法 ダルシャナ
The Yoga Therapy Darshana

双方向コミュニケーションのための言語的かかわり

鎌田 穰

木村 慧心

OM ASATOMA SATGAMAYA
TAMASOMA JYOTIR GAMAYA
MRITYORMA AMRITAN GAMAYA

神様、どうか我らをして真実ならざる世界から真実の世界へと、
無明の闇から智慧の輝く世界へと、
また死の世界から永遠の世界へとお導き下さい。

序文

　インド・インダス文明に源を発する伝統的ヨーガは、今日までの5〜6千年の時間を経て今や全世界に普及してきている。なぜにこのような長期にわたって実習され続けてきたのであろうか。

　それはいつの時代にあっても、より高尚な人生を生き通したいという人々がいたからである。それらの人々をインドではヨーギー／ヨーガ行者と呼んできた。それらヨーガ行者たちが連綿と伝え続けたこの世を生きる極上の智慧はどのようにして継承されてきたのであろうか？　それは"師資相承"という言葉があるように、師匠がその弟子に真理を伝え、その弟子が師匠となってまた新たな弟子に真理を伝えるという作業が行われてきたからである。

　そこには、組織を立ち上げるとか伽藍／教会を建てるといった、所謂宗教団体が多くのエネルギーを割くような努力は存在せずに、唯々高尚なる人生を生きる極上の智慧を伝えるに、また受け継ぐに値する人物となってゆく努力／タパスだけがこの伝統的ヨーガの世界には継承されてきていたからである。

　この真理継承の技法にあって大切な事柄の一つが、本書に紹介されているダルシャナ技法である。真理を悟っている師匠／グル／導師が、未だ不完全な人格を有している弟子をどう導いてきたか。その智慧の伝承法を考えてみれば分かるように、師匠は弟子入りしてくる若者に対して接見／ダルシャナしてインテイク面接を行い、その動機を聞き質し、さらにはその心身状態をアセスメント／見立てて、新入門者との同意／インフォームドコンセントを得てから、その状態に応じた伝統的ヨーガ指導を施し、時々にダルシャナ／カウンセリングしつつ弟子の心身状態を確認し、その上で伝統的ヨーガ技法の指導法／インストラクションの仕方を考えて、さらなる実習法の指示を出していくということを繰り返し行いつつ、数十年の後には、師匠同様の智慧に輝く人物を仕立て上げ育て

序文

上げてきたのである。

　こうした伝統的ヨーガの教育法は現在でもヒマラヤ／チベットにあって一般人の眼に触れない所で行われているが、今やこの伝統的ヨーガは、ヒマラヤ／チベットの高地から下ってインド平原に至り、さらには全世界に流布されてきている。

　それは全世界的に経済活動が活発化し、多くの人々がストレスを受けつつ豊かな生活を維持しようと躍起になっている中でのヨーガ普及となっているからである。つまり、伝統的ヨーガは今や、ストレス関連疾患である心身症や生活習慣病の予防や克服が主眼となって全世界的に普及されていると理解できるのである。

　この時にあって、古よりヒマラヤ山中にあって実施されてきた人間教育法を広く普及する必要性を私たち(社)日本ヨーガ療法学会では強く感じており、こうした多くの心身相関疾患に苦しむクライアントさんたちへの伝統的ヨーガの指導法を、現代社会において活用できるよう、世界に普及させようとして本書は書かれている。

　ストレス関連疾患は心身相関疾患であるから、肉体的な内科疾患の根本原因は心の働かせ方に問題があると言える。この内心の問題をアセスメントし、それに応じたヨーガの指導法を明らかにしているのが本書である。姉妹書として『ヨーガ療法とストレス・マネージメント』（ガイアブックス；2015）が出版されている。両書を手にとっての学びにしていただければ幸いである。

木村　慧心

目次

序文 iii

第1章 序論 1

はじめに 2

1. セラピーとしての成立条件　4

人間観と病理論にもとづくアセスメント　4
　アセスメントの基礎となる五蔵説　5
　ヨーガ療法の病理論　6
　五蔵説に基づくヨーガ療法アセスメント　8
　トータルな完全なる健康の形成に必要な
　　理智鞘・歓喜鞘アセスメントの重要性　10
治療／指導論にもとづく治療／指導プランニング　12
プランに従ったインフォームドコンセント(informed consent)　13
治療／指導のための技法論　13
効果測定　15

2. ヨーガ療法ダルシャナの必要性　16

第2章 ヨーガ療法ダルシャナとは 17

1. ヨーガ療法インストラクションとヨーガ療法ダルシャナ　18

2. ヨーガ療法ダルシャナの目的　18

ヨーガ療法アセスメントにおける情報収集のための言語的関わり　19
インフォームドコンセントと目標の一致のための言語的関わり　19

v

理智教育のための言語的関わり　20
　　　理智の誤りと理智の歪みの修正のための言語的介入　20
　　　ヨーガの智慧にもとづく代替案形成のための言語的関わり　21
3. ヨーガ療法ダルシャナの定義　21
4. ヨーガ療法ダルシャナの技術　21
5. 初心者セラピストの陥りやすい事柄　24

第2章まとめ　25

第3章　インテーク（受理）面接　26

1. ヨーガ療法指導のインテーク面接　27
2. インテーク面接のプロセス　27
　（1）セラピーを行うためには契約が必要　28
　（2）契約にはインフォームドコンセント（目標の一致）が必要　29
　（3）情報収集の実際　30
　　1）情報収集の開始　30
　　2）情報の内容　32
　　　A）基本情報　32
　　　B）主訴　32
　　　C）現病歴と治療歴　32
　　　D）既往歴　33
　　　E）家族歴　33
　　　F）生活生育歴　33
　　3）申込時アンケートの利用　36
　　4）情報収集の主要部分　36
　　　A）主訴を聴く　36
　　　B）主訴を聴く上で　37
　　　　a）主訴が明確な場合　37
　　　　　i）エピソードを聴く　38
　　　　　ii）課題の分離を行う　39
　　　　b）主訴が不明確な場合　41
　　　C）現病歴を丁寧に聴く　42

5) 情報収集時の注意事項　　43
　　　　A) 実習者のニーズに焦点を当てる　　43
　　　　B) 実習者の関心に関心を向ける　　44
　　　　C) 実習者が置かれている状況の理解　　46
　　6) 関係形成を深めるためにも聴く　　47
　　7) 回避課題を明確にする特殊診断質問が必要な場合がある　　48
　　8) ㈳日本ヨーガ療法学会版「アセスメント用紙」を利用する　　49
　　9) 的確なアセスメントのための非言語的観察技術　　52
　　10) 精神疾患を有する実習者への情報収集時の危険を自覚しておく　　52
　(4) 指導契約　　54

第3章まとめ　　56

第4章　インフォームドコンセントと目標の一致　57

1. インフォームドコンセントとは　　58

2. インフォームドコンセント成立の経緯　　58

3. ヨーガ療法におけるインフォームドコンセント　　59

　実習者に理解できる言葉で説明する　　59

　実習効果の説明　　60

　有害事象の説明　　60

　実習者との間でインフォームドコンセントを取れない場合　　60

4. 目標の一致　　61

5. セラピーの流れを組み立てるための目標の一致　　62

6. インフォームドコンセントと目標の一致の違い　　63

第4章まとめ　　65

第5章　理智の修正に向けた理智教育 ……66

1. 理智の修正のための理智教育の必要性　67

2. 理智教育内容　68

ストレスに関する理智教育　68
　代表的なストレス状況　70
　ストレス・マネージメントの基本　71
　ストレス状態における心身の特徴　72
　ストレス・マネージメントの第1の基本　73
　ストレス・マネージメントの第2の基本　73
　ヨーガ療法によるストレスへの対処　74

すべては無智から生じる　75

苦しみは執着から生じる　76

状況依存と受け身的態度からの脱却の必要性　78

平安の境地に達するには　80

執着・こだわりのポイント　83

執着・こだわりのポイントの例　84

第5章まとめ　86

第6章　理智の修正 ……87

1. 自己理解の目的　88

2. 理智の修正のプロセス　89

自覚の段階　89

「執着・こだわりの分析」の段階　90

無意味さを自覚する段階　90

執着を手放す代替案を体験する段階　91

新たな理智を定着させる段階　91

3. ヨーガ療法ダルシャナのプロセスと
　ヴェーダ瞑想のプロセスにおける共通点　92

4. 理智の修正における注意点　　95
　　ドロップアウトの危険　　95
　　相応の時間が必要　　96
　　神経症圏の患者への対応　　97
　　トラウマには注意　　98
　　精神病圏の患者への対応　　98

5. 理智の修正を援助する前に必要な
　　セラピスト自身の理智の修正体験　　98

6. 「執着・こだわりの分析」に関する解釈の基本事項　　101
　　解釈と解釈投与　　101
　　キーワードを作り出す　　102
　　妥当な解釈とは　　102
　　初心者のセラピストの落とし穴　　103
　　ヨーガ修行者と実習者の違い　　103

7. 的確なアセスメントあってのこと　　104

8. 感情は理智の特徴への最適な入り口　　105

9. 取り扱う記憶の種類　　106

10. 感情には意味がある　　108

11. 感情の目的の例　　108

12. 理智教育補足：目的論と原因論（科学の基礎教養）　　109

13. 五蔵説から見た感情　　111

14. 歓喜鞘の記憶の扱い　　112

15. 執着・こだわりの分析　　113
　　個人ヨーガ療法ダルシャナでの感情的場面から接近する手順　　114
　　個人ヨーガ療法ダルシャナでの定型的手順　　116
　　集団で行う執着・こだわりの分析　　118

執着・こだわりの分析における注意点　120

16. 執着とこだわりを手放す援助　121

　　代替案の形成による援助　122

　　受け入れることを勇気づけて援助する　122

　　正対(confrontation)による手放す援助　123
　　　　実習者の言動の矛盾についての説明を求める例　124
　　　　実習者の言動をサイコドラマのダブルのように目の前で誇張する例　124
　　　　被害者と加害者の逆転の例　125
　　　　論理的結末についての話し合いの例　125
　　　　なぜ正対が必要なのか？　126

第6章まとめ　127

第7章　再教育と代替案の構成　128

1. 再教育と代替案の必要性　129

2. 再教育　129

3. 再教育に必要なたとえ話　131

4. 解決構成モデルによる代替案の形成　132

　　問題除去モデルとその特徴　133

　　解決構成モデルとその特徴　134

5. 解決構成モデルに基づくヨーガ療法による健康増進　137

　　身体的健康の促進　138

　　精神的健康の促進　140

　　社会的健康の促進　141

　　スピリチュアルな健康の促進　143

　　グループを利用した解決構成モデルによるたとえ話の作り方　144

　　個人セッションにおける解決構成モデルによる再教育　148

　　理想形を利用する上での注意事項　150

6. 代替案の実行を勇気づける　　151
第7章まとめ　　153

第8章　終結　　154

1. 終結のプロセス　　155
2. 目標に到達していない場合　　155
3. 終結に際して　　157
第8章まとめ　　159

第9章　ヨーガ療法ダルシャナ事例　　160

1. 頭痛・肩こり・腰痛を主訴とする38歳女性Kさん　　161
　インテーク面接　　161
　執着・こだわりの分析におけるヨーガ療法ダルシャナ　　174
2. 集団療法での解決構成モデル事例　　186
　介護中の実母との関係性に先が見いだせない女性の事例　　186

文献　　195
あとがき　　199

第1章
序 論

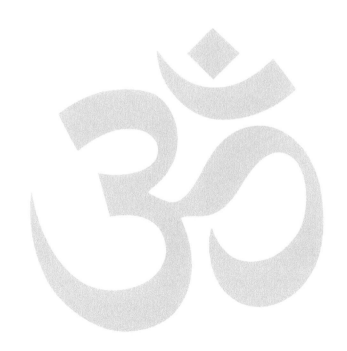

はじめに

　5000年の歴史をもつ伝統的ヨーガはヒマラヤ山中で脈々と継承され、解脱に至るための理論、技法、哲学に裏打ちされた自己修行体系として発展してきた。現代においても、多くの修行者が解脱に向けて行じている。
　ヨーガ療法はこの伝統的ヨーガにもとづいており、身体的精神的社会的側面のみならずスピリチュアルな側面をも含む完全なる健康実現を目指した、医療の世界で再構成された対人援助体系である（鎌田・黒川, 2014）。また、伝統的ヨーガでの中心的課題は、永遠ではない無常なるものを永続すると錯覚する「無智（ADHI、以下大文字はサンスクリット）」からの脱却を目指すことである。そのため現代的に考えると、本来伝統的ヨーガは理智の修正を目指す心理療法体系ともいえる。それゆえ、ヨーガ療法も同様に心理療法体系といえなくもないだろう。
　ヨーガ療法は、中医学や漢方医学と同じように、独自の人間観、病理論、治療/指導論、技法論を備えており、心身両面に対してアプローチすることが可能である。人間観は、約2800年前に記された『タイッティリーヤ・ウパニシャッド（TAITTIRIYA UPANISHAD）』に示されている人間を5層に分けて考える「人間5蔵説（Five Layered Existence）」と、約2300年前の『カタ・ウパニシャッド（KATHA UPANISHAD）』に記されている「人間馬車説（Human Chariot Theory）」に主にもとづいている（木村慧心, 2011）。
　病理論もこの五蔵説にもとづいており、マンジュナート（2007）が示すように、

上述の無智による錯覚と理智の歪みから思考の乱れや感情の乱れが生じ、そこから意識の乱れ、感覚器官の乱れ、呼吸の乱れ、さらには肉体の乱れという流れで心身の不調が生じてくるといった心身相関理論が構成されている。

ヨーガ療法は、実習者に対してこのような人間観と病理論に立脚してヨーガ療法アセスメント(Yoga Therapy Assessment, 以下YTA)を行い、その治療／指導論に従って治療／指導プランを立案し、インフォームドコンセント(informed consent)を取りつつ実習を行っていく。そこでは、身体的精神的社会的スピリチュアルな各側面へのアプローチが取られ、まさに全人的な健康増進を進めていくのである。

さて、臨床現場でのセラピーの基本的な流れは、まずインテーク面接による情報収集、その情報にもとづいたアセスメント、そのアセスメントに従った介入目標の設定とその達成方法の立案、それらの説明と合意を取るインフォームドコンセントへと進めていく。ここまではどのような学派であれセラピーの種類であれ、同一の流れであり臨床の基本である。その後の介入については、各種セラピーや学派によって異なってくる。ヨーガ療法では、ヨーガ療法インストラクション(以下YTI)による座法・呼吸法・瞑想法の指導が行われ、ヨーガの智慧に関する理智教育を行い、いわゆるカウンセリングに匹敵するヨーガ療法ダルシャナ(Yoga Therapy Darshana)によって、実習者が自身の理智的特徴を自覚できるように援助し、次には、実習者が自らの執着を自ら手放していけるように、次なる道の構成とその具体化を促進するための再教育を行っていく。ヨーガ療法の独自性は、聖典群にもとづくアセスメント方法とこの部分である。そして、その後の流れは各学派各セラピーに共通しており、効果測定を行いつつセラピーの評価を実習者と共に行い、終結するか、新たな目標に向けて再契約するか、あるいは他機関にリファーすることとなる。

このような一連の流れの中で、重要な役割を果たすのが言語的な関わりである。ヨーガ療法における言語的関わりは、アセスメントのための情報収集、インフォームドコンセント(informed consent)あるいは目標の一致(alignment of goals）、各種技法の指導、理智教育、理智の修正のためのダルシャナ、セラピーの流れの制御といった各プロセスにおいて必要とされる関わりである。本書は、これら言語的関わりに関するマニュアルとして執筆されており、ヨーガ療法を成功に導くための手順を示すものである。ヨーガ療法士にとって、ヨーガ療法を有効に適用しその効果を最大限引き出していくためのマニュアルである。

1. セラピーとしての成立条件

　ヨーガ療法をセラピーとして成立させるために必要な条件は、以下の5点と考えられ、これらがそろうことによって体系的なセラピーとして成立する。
　① 人間観と病理論にもとづくアセスメント
　② 治療/指導論にもとづく治療/指導プランニング
　③ プランに従ったインフォームドコンセントおよび目標の一致
　④ 治療/指導のための技法論
　⑤ 効果測定

人間観と病理論にもとづくアセスメント

　ヨーガ療法は、伝統的ヨーガが5000年の間に作り上げてきた独自の理論、技法、哲学の上に医療の中で再構成された体系である。中医学は『黄帝内経』に記されている陰陽五行説にもとづいて体系化され、そこから日本では漢方医学が発展してきた。これらと同じように、ヨーガ療法も独自の人間観、病理論、治療/指導論、技法論を備えており、心身両面に対してアプローチすることが可能である。つまり、ヨーガ療法は単なる治療/指導技法のひとつにとどまるものではなく、完全なる健康に向けた健康増進体系として整備されているのである。なおかつ、5000年間行者ら自身によってその効果が実証されてきた体系なのである。これはあたかも人体実験のようなものであり、まさに人体実

験によって実証されてきたのである。

　このような理論体系の中に、セラピーの入り口となるヨーガ療法アセスメント（YTA）が位置づけられている。YTAでは、各種疾患の特徴やその元となるストレスを作り出す心的状態に対してのアセスメントも行い、その上で各種技法を選択し適用していくのである。

アセスメントの基礎となる五蔵説

　人間観は、約2800年前に記されたとされる『タイッティリーヤ・ウパニシャッド（TAITTIRIYA UPANISHAD）』に示されている人間を5層に分けて考える「人間五蔵説（Five Layered Existence of Human Being）」に主にもとづいている（木村慧心,2011）。五蔵説は、身体の層「食物鞘（ANNAMAYA KOSA）」、呼吸とエネルギー（プラーナPRANA）の層「生気鞘（PRANAMAYA KOSA）」、知覚作用と感情・感覚の情報伝達作用の層「意思鞘（MANOMAYA KOSA）」、理智や知的判断を司る層「理智鞘（VIJNANAMAYA KOSA）」、そして全ての記憶の貯蔵庫「心素（CITTA）」を含み純粋意識（PURUSHA）としての真我（ATMAN）につながっているとされる層「歓喜鞘（ANANDAMAYA KOSA）」の5層で構成された、多重構造の統一体として人間をとらえている（図1-1）。

人間五蔵説
FIVE LAYERED EXISTENCE OF HUMAN BEINGS

理智鞘
Intellect/ Mind
Intellect Layer
VIJNANAMAYA KOSA

意思鞘
Sensuous Layer
MANOMAYA KOSA

生気鞘
Vital-air Layer
PRANAMAYA KOSA

歓喜鞘
Spiritual well-being
Bliss(Spiritual) Layer
ANANDAMAYA KOSA

食物鞘
Physical Layer
ANNAMAYA KOSA

図1-1　5つの鞘で示した人間観

この他、約2300年前に記されたとされる『カタ・ウパニシャッド（KATHA UPANISHAD）』の人間馬車説（木村慧心,2011）もあるが、本書では五蔵説アセスメントを採用しているため割愛する。

ヨーガ療法の病理論

ヨーガ療法における病理論は、この五蔵説にもとづいている。図1-2に示すようにマンジュナート（Manjunath N.K., 2007）は、変化する無常なるものを普遍的な常なるものと錯覚する理智鞘における理智の誤り、つまり「無智さ（AVIDYA）」を基準として、病気（VYADHI）を、（1）無智さから生じない感染症や外傷などの病気（ANADHIJA VYADHI）と、（2）無智さから生じる心身症等の病気（ADHIJA VYADHI）に分けている。

病気VYADHI
（マンジュナート、「ヨーガ療法-その科学的根拠、ヨーガ療法研究、Vol.5,p.16-25,2007より一部改変）
1、ANADHIJAVYADHI **無智さ（理智の誤り）から生じない** 感染症、外傷など
　　　　（知的障害、脳障害等）
2、ADHIJAVYADHI **無智さ（理智の誤り）から生じる** 病気
　　　　（神経症、適応障害、心身症等）
無智さ（理智鞘での理智の誤り、**無常なるものを常なるものと錯覚**）
　　　　　　⇔記憶（心素、歓喜鞘）
　　　　　　⇔こだわり、とらわれ（我執）
　　　→　不安・抑うつ感等の感情反応が生じる（理智鞘での認知）
　　　　→　知覚器官の乱れ（意思鞘）
　　　　　→　呼吸・エネルギーの乱れ（生気鞘）
　　　　　　→　身体組織の乱れ（食物鞘、心身症）

図1-2　ヨーガ療法の病理論

（1）の無智さから生じない感染症や外傷などの病気（ANADHIJA

VYADHI)は、無智さや理智に関わることなく生じると考えられている。天災や事故で生じる外傷が典型である。感染症も細菌やウイルスの感染もあるが、その場合、免疫系の影響を受けるのも事実である。この免疫系は理智のあり方の影響を受ける場合もあるので、心の乱れが一部関与しているともいえるだろう。

　(2)の無智さから生じる疾患は、心身症に代表される病態である。これは現代心身医学のストレス認知的評価説とほぼ一致しているといえる。ラザラスLazarus, R.S.とフォルクマンFolkman, S.（1984）の認知的評価説では、ストレスは外部から与えられる刺激に対して一義的に生じるのではなく、適切に再評価し、対処できると判断できるようになればその事態をストレスと認識する必要がなくなる、という説である。つまり、認知のあり方によって同一状況にあってもストレスと認識する必要がなくなるため、単なるストレス状況にあるからといって心身症に直結するというわけではない、ということである。逆に考えれば、自身の理智のあり方によってストレスを強めて心身症を引き起こしていくといえるのである。ヨーガ療法においては、理智鞘において永遠ならざる無常なるものを永遠なるものと錯覚し、自身が認識する対象に対する思い込みによる意味づけを行って二極の対立を引き起こし、好き嫌いや善悪良否等の価値観を投入し、そこに歓喜鞘の記憶を結びつけた推論を展開し、さらなる迷妄の中で思考を暴走させていきやすい。その過程で、理智鞘における欲しがる「愛着」と嫌がる「憎悪」の我欲に執着することによって怒り、不安、後悔、抑うつ、絶望感、悲哀等の感情を作り出していく。これら感情は、理智鞘での我欲に対する執着から作り出しているのであり、自然発生するわけではない。このような感情の発生は現代の認知療法でも同様に考えられており、感情の前には思考があるとされている。このような理智鞘での乱れから、過去や未来や他者の心の内にマナス(MANAS)を目まぐるしく向けてしまい、マナスが乱れることによって感覚器官が乱れ、情報を正確にキャッチできなくなっていく。さらには、理智からの情報伝達も各感覚器官に届きにくくなり、これが高じると失感情、失体感の状態になっていくといえるだろう。このような心の乱れと感覚器官の乱

れから呼吸の乱れが生じ、呼吸の乱れから脳の乱れや筋骨格系での緊張が生じやすくなる。そこから自律神経系、内分泌系、免疫系、HPA軸の乱れが生じていき、これらが慢性化すると心身症の発症につながる、とヨーガ療法の立場では考えている。このように各鞘が単独で乱れることはなく、各鞘どうしの関連の中で悪循環が生じ、慢性化したときに発症していくのである。木村慧心（2011）は、ヨーガ療法はこのストレス関連疾患に対して特に有効であると述べている。

五蔵説にもとづくヨーガ療法アセスメント

　前述の病理論に従い、ヨーガ療法アセスメントでは各鞘についてのアセスメントを行っていく。食物鞘については身体症状、身体機能、運動機能、身体的特徴等についてのアセスメントを行っていく。図1-3に示すように、ここでは観察所見の他、身体医学における諸検査と診断内容が参考となる。生気鞘では呼吸の状態について、つまり浅い、深い、短い、長い、ペースの乱れ等について測定し観察する。ここでも身体医学の呼吸器・循環器的検査の利用が可能となる。意思鞘については、未来や過去や他者の心の内についてマナスを向けて、そのマナスが乱れている状態を把握していく。外部観察と実習者からの情報収集が中心となり、マインドフルネス尺度を利用して測定することも可能である。理智鞘では理智の歪みの部分とその歪みの程度、理智の誤りの部分とその程度について把握していくのだが、そのためのツールは図1-3に示す各種半構造化面接マニュアルが用意されている。しかしこの半構造化面接は、客観性、妥当性、信頼性の問題があり、これに代わる計量的質問紙を開発中である。ところが、この最も重要な理智的特徴つまり執着のポイントについての把握は、既存の心理尺度や外側からの観察および開発中の計量的質問紙では把握できず、ここにダルシャナ技術がどうしても必要となってくる。その対話の中で各個人の執着のポイントを共有し、アセスメントを行っていく。歓喜鞘における記憶については、クライアントの語る中から把握していくこととなる。

```
● 食物鞘、生気鞘、意思鞘
    ■ 西洋医学的診断ツールの援用
● 理智鞘用半構造化面接マニュアル
    ■ Yoga Sutra-Based State of Mind Assessment
      (SSIM-YSBSMA)
    ■ Assessment of Spirituality (SSIM-AS)
    ■ Bhagavad Gita-based Assessment of Karma (SSIM-BGAK)
    ■ Yoga Sutra-Based Assessment of Misrecognition
      (SSIM-YSAM)
● 現在、上記内容の被検者自記式質問紙を作成中
● 歓喜鞘
    ■ 面接内での情報収集が主体
```

図1-3　ヨーガ療法アセスメント用ツール

```
            ヨーガ療法の心身相関（各鞘の関連）
① 理智鞘での無智から生じる迷妄と理智の誤りを基とする思考の暴走
② 意思鞘での未来・過去・他者の心の内へのマナスの乱れ＋歓喜鞘の
   チッタでの記憶の混乱
③ さらなる意思鞘でのマナスの乱れ＋理智鞘での思考の暴走
④ 生気鞘での呼吸の乱れ
⑤ 食物鞘での脳機能の乱れ＋筋骨格系での緊張
⑥ 食物鞘での自律神経系・内分泌系・免疫系・HPA軸の乱れ
⑦ 慢性化することによって心身症発症
⑧ さらに理智鞘での思考の暴走というループに入り増悪
```

図1-4　各鞘の関連

　その上で、図1-4に示すように各鞘どうしの関連についてのアセスメントを行っていく。悪循環については前節で述べたとおりであるのだが、そこで重要

となるのは、これら悪循環の根本になる理智鞘での理智の特徴つまりこだわりのポイントに関するアセスメントである。

トータルな完全なる健康の形成に必要な理智鞘・歓喜鞘アセスメントの重要性

　ヨーガ療法（Yoga Therapy）は海外においても日本国内においても、通常身体的アプローチあるいは運動療法のひとつとして理解されていることが多かった。そのため、ヨーガ療法のアセスメントは身体医学的な立場で行われることが通常で、エビデンスも身体面での変化をとらえるものが中心であった。これは、一般的なヨガ教室で座法またはアーサナ（ASANA）と、呼吸法またはプラーナーヤーマ（PRANAYAMA）を中心としたハタ・ヨーガ（HATHA YOGA）のみが行われていることからくる誤解といえる。なお本書では、サンスクリット語ではOとEは長音であるので、本来YOGAはヨーガと発音する。そこでヨーガ療法と一般的に流布しているヨガとを区別するため、伝統的なヨーガとヨーガ療法に関係する記述は「ヨーガ」、一般的なフィットネス中心のヨガ教室のものは「ヨガ」と記述して区別する。

　この他、医学的研究においても客観的指標として生理学的指標が用いられやすいために、自ずとヨーガ療法においても身体的側面を中心とした研究が行われてきた。その多くは自律神経系、内分泌系、免疫系が中心であったが、近年では脳科学の発展から大脳生理や脳内ネットワークの脳画像による可視化が盛んに研究されている。さらに、ストループ課題を利用した認知機能への効果（Telles S, et al., 2013）、n-back課題を利用した作業記憶への効果（Gothe N, et al., 2013）などの認知機能の研究も散見されるようになってきた。しかし、個人の理智の特徴である信念の変化をとらえる研究は皆無である。つまり、ヨーガ療法の心理療法的側面に対する研究は、世界中で今のところ行われていないということである。その中で、日本では理智の側面を測定する計量的質問紙の開発を進めている（Kato,C., 2016）。

このような傾向が生み出されたのは、ハタ・ヨーガが身体面への大きな効果をもたらし、一般的には身体的美容と健康を追求する手段として広く利用されるようになったからである。しかし、ハタ・ヨーガの聖典であるスヴァートマーラーマの『ハタ・ヨーガ・プラディーピカー』第1章第2節に「ヨーガ行者、スヴァートマーラーマは、聖なる師、ナータに礼拝してから、専ら、ラージャ・ヨーガのために、ハタの学術を解説した」と記され、また、第4章79節に「ラージャ・ヨーガを理解せず、ただ、ハタのみの活動家がいる。私は、彼ら実践家を、努力の果実を欠いた者たちであると考える（菅原, 2013）」と記されており、最終的には心の修行法であるラージャ・ヨーガを行じるためにハタ・ヨーガを行うことが示されている。つまり、ハタ・ヨーガはラージャ・ヨーガの準備段階であるといえ、心の自己制御が最終目標になるのである。

　以上から、伝統的ヨーガを基盤とするヨーガ療法は、やはり心理的側面すなわち心の作用についてのアプローチをとることによって本来の効果を示すものと考えられる。先述したように、五蔵説の各鞘に対するアセスメントと各鞘の関連についてのアセスメントに従って、各鞘に対して各種技法を適用するのである。よって、食物鞘の肉体的側面と生気鞘の呼吸的側面および意思鞘の意識的側面のみならず、理智鞘の理智的側面や歓喜鞘の記憶に対する理智の意味づけについてもアプローチしてこそヨーガ療法なのである。このように全人的（holistic）なアプローチを取るヨーガ療法であるのだが、これまで理智鞘と歓喜鞘についてのアセスメントが十分できていなかったといえる。あくまでもセラピーとして成立させるためには、病理論と治療／指導論を有して、的確なアセスメントとそれに対応する技術供与と効果測定が必要となるのだが、その基礎となるアセスメントが不十分であっては意味をなさないのであり、理智鞘と歓喜鞘でのアセスメントがことさら重要になるのである。

　このような理智鞘と歓喜鞘でのアセスメントを重要視する部分が、西洋医学的診断との違いになってくるだろう。西洋医学での診断は身体医学がベースであるので、食物鞘や生気鞘での診断が中心となっている。そのための測定

ツールの開発は常に進んでおり、特に脳画像診断の飛躍的な進歩が認められる。また、精神科領域では質問紙を中心とした精神状態の測定方法をこれまでにも開発してきた。しかし、これらも不安や抑うつの程度やQOLの程度などを測定するのみで表面的な観察可能レベルでの測定となっている。これに対して、ヨーガ療法アセスメントでは、個人の理智的特徴であるこだわりのポイントや執着の度合いといった、より内的な対象を把握しようとするのである。この点が可能となってくると、今後の心理療法にも影響を与えることにもなりかねないだろう。

治療／指導論にもとづく治療／指導プランニング

五蔵説にもとづくアセスメントにもとづいて、図1-5に示すような治療／指導計画を立てていく。

```
五蔵説にもとづく治療／指導論と各種技法 （※：3大技法）
● 食物鞘  ⇒  ┐        ⇒ ※アーサナ(座法)、※プラナヤーマ(呼吸法)
              │            筋骨格系の調和、血流改善、脳機能、情動反応の改善
● 生気鞘  ⇒  │ ヨ      ⇒ アーサナ(座法)、プラナヤーマ(呼吸法)
              │ ー          呼吸・生体エネルギーの調和
              │ ガ
● 意思鞘  ⇒  │ 療      ⇒ プラティヤーハーラ(制感法)、客観視
              │ 法          心的作用の制御
              │ ア
● 理智鞘  ⇒  │ セ      ⇒ ※瞑想法、理智教育、ヨーガ療法ダルシャナ
              │ ス          理智の修正
              │ メ
● 歓喜鞘  ⇒  │ ン      ⇒ 瞑想法、理智教育、ヨーガ療法ダルシャナ
              ┘ ト          記憶のお掃除(意味づけの修正)
```

図1-5　五蔵説にもとづく治療／指導論

図1-5にあるように、これらヨーガ療法アセスメントに従って、食物鞘と生気鞘にはアーサナとプラーナーヤーマの各種技法の適用を計画する。意思鞘については客観視の心観瞑想やマインドフルネス瞑想、また感覚器官の制御法

であるプラティヤーハーラの適用を計画する。理智鞘については、理智の誤りと歪みの変容を目指すための瞑想と理智教育、さらにはヨーガ療法ダルシャナの適用を計画する。歓喜鞘については、記憶自体へのアプローチというよりはその記憶痕跡への意味づけの修正を目指した理智鞘へのアプローチを計画する。これらを木村慧心は、伝統的ヨーガの古典的教科書である『ヨーガ・スートラ』や『バガヴァッド・ギーター』さらにヨーガと同胞関係にあるアーユルヴェーダ（AYURVEDA）理論等も援用し、五蔵説にもとづく各鞘での心身相関的診断／アセスメント技術（ヨーガ療法アセスメント Yoga Therapy Assessment）を開発してきた（Kimura,K. & Chase, M.O., 2016）。このアセスメント内容を基に、西洋医学的診断内容も参考にしつつ、各鞘での技法選択を行い、治療／指導していくのである。

プランに従ったインフォームドコンセント（informed consent）

　前述のヨーガ療法アセスメントに従った治療／指導プランを立案するだけではセラピーとしては成立しない。そのプランを実習者に提示し、説明し、理解し納得してもらい、セラピストと実習者との間で合意を取り付けていくというインフォームドコンセントを行っていくことによってセラピーとして成立する。
　一般教室でのヨガ指導は、このようなアセスメントもなければインフォームドコンセントも行われない。他方、セラピーとしてのヨーガ療法はこれらアセスメントとインフォームドコンセントが必須となる。
　これらについては第4章で詳述する。

治療／指導のための技法論

　技法は、伝統的ヨーガで培われてきた技法をもとにしており、そこに現代心理療法の技法や他の運動療法技法なども援用する。食物鞘の筋骨格系と生気鞘の呼吸に関する自己制御（self-control）のためには、身体運動技法でもある

座法（ASANA）と呼吸法（PRANAYAMA）を用いる。座法と呼吸法には極めて多くの種類があり、食物鞘と生気鞘の状態に合わせた各種技法を選択していく。その場合、伝統的ヨーガの多くの技法は強烈な身体的負担を伴うので不用意に適用すると有害事象を容易に誘発してしまう。そのため、安全性が確立された技法のみをヨーガ療法では利用する。意思鞘の情報伝達と感覚状態の自己制御のためには、客観視（mindful observation, awareness）を用いた制感（PRATYAHARA）と凝念（DHARANA）を用いる。また、座法と呼吸法においてもこの客観視のトレーニングを実施していく。この客観視を身につけることによって理智鞘と歓喜鞘へのアプローチが可能になっていき、不十分であるとさらに迷妄の中に入ってしまいかねない。よって、この客観視はセラピーの成功にとっては極めて重要な技術である。次に、理智鞘の理智の修正と歓喜鞘の記憶に対する意味づけの修正のためには、瞑想技法の禅那（DHYANA）とテーマに従ったヴェーダ瞑想（Vedic Meditation）、およびヨーガの理論学習を中心とした理智教育（education for Buddhi）、さらには実習者とセラピストとの双方向的コミュニケーション（mutual communication）であるヨーガ療法ダルシャナ（Yoga Therapy Darshana）を用いていく。

　これらは全て自己制御を目指す技法であり、ヨーガ療法士は言語的技法である指示的なヨーガ療法インストラクション（Yoga Therapy Instruction）と双方向的コミュニケーションであるヨーガ療法ダルシャナによって介入し、個人の各鞘の状態に合わせて技法を適用していくのである。

　ヨーガ療法において、これらの中で最も重要視されるのは理智の修正である。そして、この理智の修正に関するコンセプトとアプローチは現代の認知療法と多くの点で一致している。相違点は、認知療法では精神的安定のために適応的で現実的な思考を身につけるといった認知の相対化を目指すのに対して、ヨーガ療法では健康実現のために各種聖典等に示されているヨーガの智慧を提示しつつ積極的に新たな理智の形成を目指す、という点だろう。つまりヨーガ療法では、苦しみは自身の錯覚である執着とこだわりから作り出している

ため、そのような無智なる状態から脱却し無執着を身につけることで苦から解放されていく、という患者にとって新たな考え方を積極的に形成していくのである。この他、ヨーガ療法の客観視は、第3世代の認知行動療法で利用されているマインドフルネス（Mindfulness）瞑想とほぼ一致している。つまり、五感、思考、感情、記憶等を主観的に意味づけることなく「今ここ（here and now）」で淡々と観察することから、全ては変化するという無常観を獲得していくのである。他方、このような意味づけに関しては何もしないマインドフルネス瞑想に対して、ヨーガ療法の禅那とヴェーダ瞑想は記憶への意味づけを直接扱い、様々な教材を利用しつつテーマに従って記憶に対する理智の意味づけの変容を行っていくという点が異なっている。これは、現代の内観療法と類似した手法といえる。

効果測定

　セラピーとして成立するためには、その効果を示していくことも重要である。そのためには、効果測定が必要となる。アセスメント段階での測定はその後の治療／指導プラン作成のために利用されるのと同時に、治療／指導開始時のベースラインを示す指標ともなる。これとヨーガ療法実施後の測定結果と比較することによって効果が検証される。そのためにヨーガ療法開始時に測定する内容を決める必要があるが、これはインテーク面接の中で情報収集する中で同時にアセスメントを行いつつ決定していくのである。すなわち、測定内容はむやみに全ての検査を行っていくのではなく、実習者の状態に合わせた必要項目を選定していく必要がある。そのために重要なことは、対象となる疾患について十分情報をもち、また測定ツールついても熟知しておくことである。何をどのように測定するのかを熟知していないと、無駄な測定を行ってしまい、被検者に対しても無用な負担をかけることになるからである。

2. ヨーガ療法ダルシャナの必要性

　このようにヨーガ療法アセスメントを行い、インフォームドコンセントを行いつつセラピーの流れを組み立て、理智の修正を行い、代替案を形成していく上でヨーガ療法ダルシャナは必須である。また、ヨーガ療法士がこのようなヨーガ療法ダルシャナの各種技法を身につけることによって、ヨーガ療法をより効果的に行うことが可能となるであろう。

　以下、ヨーガ療法ダルシャナの各論について示していく。

第2章
ヨーガ療法ダルシャナとは

本章では、ヨーガ療法ダルシャナ
（Yoga Therapy Darshana）の定義を明確化し、
その役割について解説する。

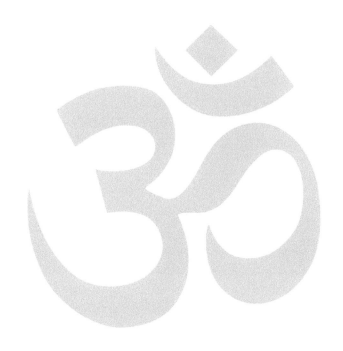

1. ヨーガ療法インストラクションとヨーガ療法ダルシャナ

　ヨーガ療法を行う上での言語的関わりには大きく分けて2種類ある。図2-1に示すように、ひとつはヨーガ療法の3大技法である座法、呼吸法、瞑想法の直接的指導をするヨーガ療法インストラクション（Yoga Therapy Instruction）である。これは指示的指導的な言語的関わりであり、これは主にヨーガ療法士から実習者に対する一方向的コミュニケーション（one way communication）技術となる。

　これに対して、ヨーガ療法ダルシャナは図2-1に示すような5つの目的を遂行するための言語的関わりのことであり、実習者とのやりとりで成り立つ双方向的コミュニケーション（mutual communication）技術であり、ヨーガ療法インストラクションとは区別している。以下、これらについて概説する。

● ヨーガ療法アセスメントにおける情報収集のための言語的関わり
● インフォームドコンセントのための言語的関わり
● 理智教育のための言語的関わり
● 理智の誤りと歪みの修正のための言語的介入
● ヨーガの智慧にもとづく代替案形成のための言語的関わり
cf：アサナ、呼吸法、瞑想の指導技術を「ヨーガ療法インストラクション（YTI）」という。

図2-1　ヨーガ療法ダルシャナとヨーガ療法インストラクションの違い

2. ヨーガ療法ダルシャナの目的

　ヨーガ療法ダルシャナは、ヨーガ療法をセラピーとしての成立条件を満たしていくことを目的にした言語的関わりであり、また、セラピーを成功させていくための言語的関わりである。その役割として、以下の五つがある。

ヨーガ療法アセスメントにおける情報収集のための言語的関わり

　ヨーガ療法アセスメント（YTA）を行うためには、実習者に関する情報収集が必須である。初回時アンケートを実習者に記載してもらったとしても、そこに記載されていることは表面的な内容のみであり、その背後にある情報はアンケートからは得られない。特に、意思鞘、理智鞘、歓喜鞘についての情報は皆無となる。そのため、アンケートの記載内容を基にした言語的な情報収集が必須となる。これがヨーガ療法ダルシャナの一つ目の役割である。

インフォームドコンセントと目標の一致のための言語的関わり

　ヨーガ療法アセスメントが行われ、それにもとづいた治療／指導計画を立案した後、これを実習者との間で提案し、実習者が理解した上でそのプランに合意し、実習者とヨーガ療法士が同じ目標に向かってヨーガ療法を進めていく必要がある。このようなセラピーの大枠の合意を取っていく作業を、「インフォームドコンセント（informed consent）」と呼び、医療ではこの手続きを治療上必須としている。またインフォームドコンセントを取った後に、各セッションの中でセラピストと実習者が同じ方向を向いて進んでいくように合意を取りつけていく作業を「目標の一致（alignment of goals）」と呼び、これはセラピーの方向を制御していく役割も担っている。これらについては、第4章で詳述する。

　この一連の作業は、ヨーガ療法士が一方的に説明するのみでは不十分であり、実習者の理解と納得を確認し、質問を受け、それに返答し、その目標を一致させていくといった双方向のコミュニケーションが必須となる。これがヨーガ療法ダルシャナの二つ目の役割である。

理智教育のための言語的関わり

　ヨーガ療法は座法と呼吸法の指導を行うとともに、瞑想法の指導も行っていく。その場合、単にテーマを与えての指導のみでは理智の修正には十分至らない。理智の修正とは考え方、とらえ方、判断の仕方といった理智様式の変容を目指す関わりであり、そのためには新たな様式を伝えていく必要がある。それが理智教育の役割である。理智教育はヨーガの智慧を効率よく伝えていくことを目指した内容で構成され、プログラム化される場合やその都度実習者の状態に合わせて構成される場合がある。実習者に合わせるためには実習者の状態把握が必要であり、そこに双方向的コミュニケーションが必要とされる。これがヨーガ療法ダルシャナの三つ目の役割である。

理智の誤りと理智的歪みの修正のための言語的介入

　ヨーガ療法の目標は、食物鞘、生気鞘での改善と意思鞘でのマナスの乱れの自己制御のみならず、最終的には理智鞘における理智の誤りと歪みの修正である。また歓喜鞘での記憶に対する意味づけの修正でもあり、これは基本的には理智鞘の理智の修正が最終目標となる。これができてこそ、完全なる健康に向かうことが可能となる。

　そのためには、後述する理智の修正のためのプロセスを進めていくことが必要で、この作業がまさに心理療法的側面の中核をなすこととなる。この作業プロセスそのものがヨーガ療法ダルシャナのプロセスなのであり、これは実習者との双方向的コミュニケーションの中でのみ可能となるのである。すなわち、ヨーガ療法士が理智の歪みと執着のポイントを見つけ出し、それを一方的に教えていくのではない。実習者とヨーガ療法士の二人でその歪みと執着のポイントを表すキーワードを作り出し、それを自らの決断で実習者が手放していくことを援助するための双方向的コミュニケーションが必要なのである。これがヨーガ療

法ダルシャナの四つ目の役割である。

ヨーガの智慧にもとづく代替案形成のための言語的関わり

　実習者自身が理智の誤りと執着のポイントを自覚し手放した後、どのように暮らしていけばいいかがわからず途方に暮れかねない。そこで理智の修正が行われた後に、完全なる健康に向けた新たな代替案が必要となる。

　ここでヨーガ療法士が一方的に「このように生きなさい」と提示するのは、単なる支配的な行為でしかなく、セラピーにはなり得ない。あくまでも、実習者が自身の手で作り出していけるように援助していくのである。実際の日常生活では千差万別の具体的な方法があるが、その中においてでも完全なる健康に向けた方法が必要なのである。ただし、実際に完全なる健康に至るわけではなく、その方向に向けた方法を作り出していくのである。それを実習者とともに作り上げていくためには、双方向的コミュニケーションが必要となり、これがヨーガ療法ダルシャナの五つ目の役割である。

3. ヨーガ療法ダルシャナの定義

　以上から、「ヨーガ療法ダルシャナは、情報収集、インフォームドコンセント、理智教育、理智の誤りと歪みの修正、代替案形成といった一連のヨーガ療法のプロセスを進める双方向的コミュニケーションのための言語的関わりである」と定義できる。

4. ヨーガ療法ダルシャナの技術

　図2-2にあるように、ヨーガ療法ダルシャナで利用する技術は、まずヨーガ療法アセスメント（YTA）を行うための情報収集技術である。それには、アイヴィ

（Ivey,A.E., 1985）の『マイクロカウンセリング』で示されている「開かれた質問（open questions）」と「閉じられた質問（closed questions）」を利用する。

特に、開かれた質問は情報収集を行っていく上で重要で、いわゆる5W1Hで聞き、実習者に自分で答えを考えて出してもらうための質問である。これは、実習者側の関心について知るための技術である。これに対して実習者がyes or noで答える形式の閉じられた質問は、セラピストが内容を確認したいとき、インフォームドコンセントを取るとき、および理智の修正で必須となる解釈投与（presenting interpretations）を行うときに利用され、セラピスト側の関心で聞いていく技術である。

- 情報収集技術
    - ✓ 開かれた質問
    - ✓ 閉じられた質問
- 解釈技術
- 正対技術
- 代替案を構成するための解決構成モデル

図2-2　ヨーガ療法ダルシャナの技術

解釈投与技術は、後述する理智の修正に必要となる。これは実習者の自己理解を促進するための言語的関わりで、理智の修正における中核的技術となる。ただし、この解釈技術によって実習者にわからせようというのではなく、実習者自身が理智の特徴を自己努力で自覚し、自身のこだわりのポイントを手放していけるように援助する技術なのである。よって、セラピストの解釈はあくまでもセラピスト側の仮説であり、実習者がその解釈内容を納得した時に初めて解釈が妥当であると考えられるのである。

しかし解釈内容を一旦知的に理解しても、それを実感していくためには体験を伴う必要がある。そのために、ヨーガ療法ダルシャナでは正対（confrontation）の技術を用いていく。正対とは、実習者の言動と考えの間に

矛盾が生じているとき、その矛盾を実習者に正面から突き付けていく技術である。これは、自己理解を促進していくための技術である。これは、p.123正対（confrontation）による手放す援助で詳述する。

　理智の特徴を自己理解した後、自身のこだわりを手放す決心が必要となる。その場合、手放した後の日常生活の代替案の見込みができていなければ、手放すことは困難である。そこで、「これからどうなっていきたいですか？」という今後の暮らし方についての代替案、すなわち解決像の形成を援助していく必要が生じ、この代替案形成促進のための言語的な介入技術が必要となる。これが解決構成モデルであり、後述する。

　これらヨーガ療法ダルシャナのための言語的介入技術を身につけるためには、実習を繰り返し実践で身につける以外にない。そのとき、指導者からのスーパーヴィジョンを受けない限り独善的なものとなるため、セラピスト自身のスーパーヴァイジー体験が重要となる。このような技術はまさに職人技であり、独学で身につけるということは不可能である。

　全ての習い事に通じるのは、「守・破・離」という伝統的なプロセスである。特に基礎的な技術については、指導者からの教えをそのまま体現できるまで身につける「守」の段階が重要である。これが自由自在にできるようになって一人前となる。その基礎技術が自由自在に体現できるようになると応用が可能な「破」という段階となり、経験知も集積されることからほぼ全ての場面で対応できるようになる。その後、オリジナリティを加味した独自の方法論を展開することが可能となり、「離」の段階になる。このような「離」の名人技の段階にまで入る人は極めて稀有な存在であり、大半の者は「破」までいけば相当な実力者となっているだろう。この図2-2の技術を身につけるのは「守」の段階であり、自主研修会、ワークショップ、グループや個人のスーパーヴィジョンを受けながら身につけることが可能となる。

5. 初心者セラピストの陥りやすい事柄

　初心者セラピストは、これらの技術の中でも「閉じられた質問」を多用する傾向がある。これはセラピストの思い込みが先行していることを示し、実習者について十分理解していないことを示している。なぜなら、閉じられた質問を初心者セラピストが多用するのは、初心者セラピストが自身の関心で作り上げた実習者像を確認しようとするからである。セラピストが自分の関心と推量（guessing）で作り上げた仮説をそのまま信じ込んでしまうと、実習者をその仮説内容の中に押し込めようとするのである。これは目の前にいる実習者を理解しようとする態度ではなく、セラピストの関心を優先させた行動であり、実習者の関心に関心を向けていないことを示している。

　熟練したセラピストは開かれた質問と閉じられた質問でセラピーの流れを制御し、実習者の洞察を援助し、実習者自身が気づいていけるように関わっていく。解釈投与においても実習者の発した言葉を丁寧に扱い、解釈はセラピストの単なる仮説であることを前提に提示し、それに対する実習者の反応を客観視してその仮説内容が妥当であるのか、あるいは修正していく必要があるのかを見極めていく。これができるようになるには、セラピスト自身が客観視を身につけ、相手の関心に関心を向ける態度を身につけ、実習者が発した言葉を丁寧に扱っていけるようになる必要がある。また、セラピストが自身の理智の歪みと誤りについて十分自覚している必要がある。

まとめ 第2章 ヨーガ療法ダルシャナとは

ヨーガ療法の流れ

コミュニケーションの方向

① 問題の共有、ニーズ把握、情報収集

実習者　セラピスト

② ヨーガ療法アセスメント（YTA）

③ インフォームコンセントでの契約

実習者　セラピスト

④ ヨーガ療法インストラクション（YTI）での指導

実習者　セラピスト

⑤ 聖典学習等の理智教育

⑥ 理智の修正に向けたインフォームドコンセント

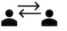
実習者　セラピスト

⑦ 個人・集団ヨーガ療法ダルシャナセッション

⑧ 代替案の構成

ヨーガ療法ダルシャナ

- 情報収集
- インフォームドコンセント
- 目標の一致
- 理智教育
- 理智の修正のための個人や集団ダルシャナセッション
- 代替案の作成と勇気づけ

ヨーガ療法インストラクション

- 座法
- 呼吸法
- 瞑想

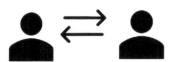

実習者　セラピスト
双方向的コミュニケーション

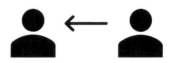

実習者　セラピスト
単一方向的コミュニケーション

第3章
インテーク（受理）面接

本章においては、
実習者が最初にヨーガ療法を受けに訪れた時点での
インテーク面接について解説する。
ここでは、ヨーガ療法アセスメントを的確に行っていくための
情報収集技術が中心となる。

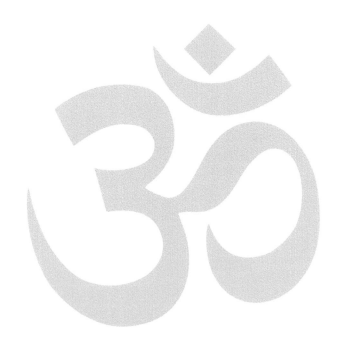

1. ヨーガ療法指導のインテーク面接

インテーク面接の役割は、ヨーガ療法に初めて訪れた実習者の要望（ニーズ）を把握し、ヨーガ療法適用の可能性を判断し契約していくことが大きな役割である。そのためには、適用可能性の判断と契約に必要なアセスメントが必要であり、そのための情報収集が重要となる。そしてその後のセラピーを円滑に進めて効果を上げていくために、目標の一致を取りつけていくことが最大の役割となる。

2. インテーク面接のプロセス

インテーク面接で重要となるのは実習者のニーズ把握、ヨーガ療法適用可能性判断のためのアセスメントを的確に行うこと、そしてインフォームドコンセントの上での契約である。そのためには、次のプロセスと技術が必要となる。

(1) セラピーを行うためには契約が必要
(2) 契約にはインフォームドコンセント（目標の一致）が必要
(3) 情報収集の実際
　1) 情報収集の開始
　2) 情報の内容
　　A) 基本情報
　　B) 主訴
　　C) 現病歴と治療歴
　　D) 既往歴
　　E) 家族歴
　　F) 生活生育歴
　3) 申込時アンケートの利用

4) 情報収集の主要部分

   A) 主訴を聴く

   B) 主訴を聴く上で

      a) 主訴が明確な場合

         i) エピソードを聴く

         ii) 課題の分離を行う

      b) 主訴が不明確な場合

   C) 現病歴を丁寧に聴く

5) 情報収集時の注意事項

   A) 実習者のニーズに焦点を当てる

   B) 実習者の関心に関心を向ける

   C) 実習者が置かれている状況の理解

6) 関係形成を深めるためにも聴く

7) 回避課題を明確にする特殊診断質問が必要な場合がある

8) ㈳日本ヨーガ療法学会版「アセスメント用紙」を利用する

9) 的確なアセスメントのための非言語的観察技術

10) 精神疾患を有する実習者への情報収集時の危険を自覚しておく

（4）指導契約

以下、諸項目について解説する。

(1) セラピーを行うためには契約が必要

　セラピーは、それを受けたい人とそれを提供する人の間で契約が結ばれなければ成立しない。契約なしにセラピストが勝手に実施した場合、単なるお節介となりやすくむしろ有害な関わりになりやすい。

　ヨーガ療法実習希望者が初めてコンタクトをとってきた段階で必要なことは、契約概要を提示することであり、内容としては次のようなものが考えられる。こ

れはインテーク面接の前の段階である。

- ヨーガ療法実施施設のシステムの説明（保険診療機関なのか、自費診療機関なのか、医療施設とは異なる施設なのかの区別）
- セラピーの時間と金額、キャンセル料等
- 提供しているヨーガ療法の概要、各種心理療法の種類
- 個人・グループの違い、グループへの参加形態・参加人数等

しかし、セラピーとしての契約はまだこの段階では結ぶことができない。セラピーとしての契約は、インテーク面接を行ってからヨーガ療法を適用できるかどうかの判断を行い（ヨーガ療法アセスメント）、インフォームドコンセントを取りつけた上での契約となる。そのため、概要説明の時点でできるのはインテーク面接を行うことへの同意を得ることである。

(2) 契約にはインフォームドコンセント（目標の一致）が必要

ヨーガ療法実習契約に至るには、実習者のニーズ（ヨーガ療法に何を求めているのか）と実習者の現状についての最低限のアセスメントが必須となる。最低限の情報とは、ヨーガ療法の適用が可能かどうか、可能である場合どのような適用とそのおおよその効果、効果をあげるために必要な期間の予測といったヨーガ療法提供側にとっての判断材料となる情報である。もちろん1回の面接でそれら全てを判断できるわけではないが、少なくとも適用可能かどうかの判断は必要である。適用できない場合、すみやかに適切な機関への紹介を行うことは専門家としての責任であり誠実な態度といえる。

専門性の高い職域においては、このような専門的技術での介入を提供する側が受ける側に対してその内容の説明を行い、理解と納得の上での同意を得る作業が常識化している。これを提供側の説明責任（accountability）という。その上で受ける側の同意を得ることをインフォームドコンセント（informed consent）と呼び、p.13でも述べた。臨床試験・治験に関する1964年のヘルシンキ宣言以来、このインフォームドコンセントは医療の世界で常識となってきた。近年の医療訴訟での係争事案においては、このインフォームドコンセントを得ていたかどうかも重要視されている。健康に関する専門性の高い技術を提供するヨーガ療法においても、特に医療機関での実施に際してはこのインフォームドコンセントが必要とされる時代となってきている。

また実際のセラピーの効果からすると、実習者と介入しようとするセラピストが同じ方向を向いていない場合、実習者のニーズとの間に乖離が生じ、セラピー自体暗礁に乗り上げやすくなることは臨床でのカウンセリングと同様である（Dreikurs,R., 1956）。有効なセラピーを行うために、実習者とセラピストが同じ方向に進む作業を「目標の一致（alignment of goals）」とアドラー心理学では呼んでいる（Dreikurs,R., 1956）。

このように、ヨーガ療法という専門的技術による介入を有効に行うためにはインフォームドコンセントが必要であり、そのためのインテーク面接での情報収集はことさら重要となる。

(3) 情報収集の実際

以下、実際の臨床場面における情報収集のプロセスと内容について解説する。

1) 情報収集の開始

- 自分から来ているのか？
- 他者からの勧めなのか？
- 強制？ 半強制？
- 情報量と質は施設の必要度に応じる
- 実習者に過剰な負担をかけない

● ニーズの把握が最重要課題

　インテーク面接への合意を得た後、情報収集を開始していくが、最初に収集するべき情報は来談経緯についてである。実習者自身から望んで来たのか、誰に連れられて来たのか、強制的にあるいは半強制的に連れて来られたのか、誰の紹介か、という内容は実習者のモチベーションを理解する上で重要な情報となる。また、紹介者のヨーガ療法へのバイアスも考慮しておく必要があり、そこから実習者がヨーガ療法に対してどのようなイメージを抱いているかを理解していく。そのイメージは実習者のニーズに影響を与えており、目標の一致に大きな影響を与えるものである。

　インテーク面接を行う場合、ヨーガ療法実施施設の状況によって収集する情報内容とその量は自ずと異なってくる。医療施設で行う場合、すでに医師の診察を受けているので、実習者（患者）の背景、現病歴、治療歴など相当な情報がすでにあるだろう。そのような場合には、ヨーガ療法へのニーズの把握、アセスメントに必要な補足情報で十分である。

　一般教室における場合は、実習に訪れる参加者のニーズは様々で、病気克服、健康回復というニーズではない場合もある。趣味、ダイエット、人格の成長など、これらについてはインテーク面接の冒頭で確認することになる。具体的な聴き方としては、次のようなものがある。

● 「ヨーガ療法には、どのようなことを期待していますか？」
● 「ヨーガ療法を実習することで、どのようになっていきたいですか？」など

　インテーク面接での情報収集は、実習者のニーズに沿ってヨーガ療法を適用できるかどうかを判断するために必要な最低限の情報収集であるため、十分なアセスメントに必要なあらゆる情報を必要としているわけではない。あくまでも最低限で十分である。インテーク面接で実習者側に過剰な負担を増やすような面接は、実習者にネガティブな反応である抵抗（resistance, 大谷, 2004）を引

き起こしかねないので注意を要するものである。

　そして、ヨーガ療法の中核的目標は理智の修正であるが、場合によっては食物鞘や生気鞘での身体レベル、呼吸レベルでの目標の一致で終わることもある。すなわち、実習者のニーズが最も重要となるため、そのニーズに沿った程度の情報収集を心がける必要がある。

2) 情報の内容

　臨床現場で必要とされる収集すべき情報の内容は、次のような内容である。

A) 基本情報

　年齢、性別、身長、体重、職業等。この情報から、食物鞘での推量（guessing）が始まる。また、実習者がこの年齢と職業においてどのような社会的課題に直面しているかの推量も、大まかながらも可能となる。

B) 主訴

　何に困っているのか、という中心的な困りごと。主訴を聴くことによって、直面する課題（tasks）の推量が始まる。しかしながら、主訴が日常問題のメインテーマとなっているのかは確定できない。次の現病歴等を聴くことによって、メインテーマの推量がより的確なものとなってくる。ここでは、あくまでも実習者が訴える内容を主訴とする。

C) 現病歴と治療歴

　主訴が発症／発現するまでの経緯。また、主訴が症状である場合、その症状への治療歴とその効果について聴く。この現病歴を丁寧に聴いていくと、実習者が直面する課題の大筋について推量可能となる。また治療歴を聴くことによって、実習者にとって何が効き、効かなかったかについて予測がつき、効果のあるものは採用し、なかったものは同じ轍を踏まないための予防策の材料と

なる。

D) 既往歴

これまでの大病、入院歴、大ケガ。主訴やメインテーマに関係あるもののみ必要。それら内容について聴いていくことで、これらの対応困難な局面での実習者の反応パターンが推量可能となる。

E) 家族歴

原家族・現家族の家族布置(family constellation, Shulman,B.H. & Mosak,H.H.,1988)。遺伝要因、家族という大きな影響因について理解していく。現在の問題に関する家族からの影響について推量を行う。また、家族の中で形成してきた実習者の理智のあり様についても推量していく。主訴にとっては不要な場合もあるし、語りたがらない場合もあるので注意を要する。

F) 生活生育歴

家族が共有する家族価値 (family value, Shulman,B.H. & Mosak,H.H.,1988)、性格形成、その他特記事項。理智の特徴の手がかりとなる情報を多数得ることが可能となるが、実習者にとっては語りたくない場合もあるので注意を要する。

これら情報は、図3-1：申込時アンケートを利用すると効率よく簡潔に収集することができる。実際の場面では情報収集を行いつつ、同時にアセスメントも行っていくことが必要となる。アセスメントを同時に行うことによってアセスメントに必要な情報が明確になり、それらをさらに収集していくのである。

また実際の作業は、実習者が自己理解を深められるようにこの情報収集の段階から、図2-2で示した開かれた質問（open questions）や閉じられた質問（closed questions）という質問形式（アイヴィ，A.E.,1985）を利用しながら進めていくことも望まれる。

ヨーガ療法実習・開始時アンケート

これからヨーガを学ぶあなたに、心身を健やかにさせる最高のお手伝いをいたします。そのために、まず現在のあなたの心身状態をお教えください。

この個人情報は部外秘として厳重にお取り扱いさせて頂くことをお約束いたします。

また、書ける範囲でご記入ください。

1. 生年月日　西暦_____年____月____日
2. 身長・体重　_____cm　_____kg
3. ご職業　_____
4. 現在お困りの症状がありましたら、書ける範囲でお書きください。

・症状

・いつ頃（何歳）から発症し、どの医療機関で、どの様な治療をされて来ましたか。

・どのようなお薬を使用されていますか。

5. 過去に医師により診断された診断名をご記入ください。

診断名	発現年齢	現在の状態		
例：喘息	例：10才	回復	⦿軽快⦿	継続
例：子宮内膜症	例：33才	⦿回復⦿	軽快	継続
		回復	軽快	継続
		回復	軽快	継続
		回復	軽快	継続
		回復	軽快	継続
		回復	軽快	継続
		回復	軽快	継続

図3-1　申込時アンケート

6．血のつながっている親族の病歴をご記入いただけますでしょうか。

本人との続柄	疾患名	発現年齢
例：祖母	例：くも膜下出血で死去	例：72才
例：父	例：バセドウ病	例：45才

7．ご自身の生育・生活歴

　　育った環境・家族構成・ご自分の職歴・結婚歴・出産歴等を書ける範囲でお書きください。個人情報は守秘されます。

8．その他、ヨーガ療法指導者に注意して欲しい点はございますか。（ありましたら）

　　以上、ヨーガ療法は病気の治療ではありません。生活の仕方を見直すきっかけとなるものです。現在投薬などを受けている方は、主治医の了解のもとにヨーガ療法指導を受けてください。実習期間に何か気になることが起こった時は、いつでも講師まで連絡してください。
　　最後に下記事項をご確認の上、ご署名をよろしくお願い申し上げます。

　本ヨーガ教室でのヨーガ療法実習においては、自分自身の心身状態をよくわきまえて、自己の責任において実習いたします。

　　　　年　　　月　　　日　　　氏名：＿＿＿＿＿＿＿＿＿＿＿＿＿＿＿＿

　　　ご協力頂きありがとうございました。　〇〇ヨーガ教室　△△　□□

この情報収集の時期はセラピー開始前であり、未だセラピストとの間で信頼関係を十分形成できていない時期である。そのため、実習者の負担が増えると抵抗が生じ、ドロップアウトに至りやすい。それゆえ、実習者に負担の少ないインテーク面接を行うことが必要である。そのためには、実習者が自ら語る話の流れの中で情報収集を行っていき、その後、必要に応じてさらなる質問で聴いていく。あくまでも、必要最低限で抑えることを心がける必要がある。

3) 申込時アンケートの利用

　図3-1：申込時アンケートは、各施設の必要に応じた形式を作成すればいいだろう。アンケート内容の見本を以下に示しておく。

　ここでは抵抗回避のために、いずれの項目においても答えたくない場合は無理に書く必要はないことを強調しておく必要がある。初心者のインテーク面接者（インテーカー）であるほど聴きすぎてしまい、実習者の抵抗を強めてしまう傾向が強い。必要以上の情報をインテーカーの興味関心で聴きすぎることは、そのままドロップアウトにつながりやすいので要注意である。また、個人情報保護の点から倫理的配慮を強調しておくことも大切である。さらに、医療機関の区別も強調しておく必要がある。それ以外は、前述の項目を適宜配置しておくと効率よく情報を収集できるだろう。これはちょうど、医療機関に初診で受診した時に記載する問診票と同じ役割のものである。

4) 情報収集の主要部分

　本節では、情報収集の主要内容について解説する。

A) 主訴を聴く

　主たる情報収集の第一歩は、主訴を聴くことから始まる。主訴を聴く目的は、実習者がヨーガ療法で取り組んでいく課題を明確にすることである。今ひとつの目的は、主訴を語る中から実習者個人の思考・感情・行為の特徴、反応

の特徴、理智の特徴などにつながる情報を収集することである。

　申込時アンケートを手元に置き、その記載内容を利用しつつ聴いていくことが自然な流れだろう。アンケートに記載するという行為はその内容を開示してもいいという実習者からの意思表示であるため、その内容を糸口に掘り下げていく。ただし、聴き過ぎないように注意する。

　これら主訴を聴きつつアセスメントを同時に行っていくので、後述の図3-3：アセスメント用紙を頭に置いて聴いていくと、より合理的な情報収集が可能となる。以下、具体的な聴き方の例を提示する。

- 「何にお困りですか？」「どのようなことで今日は相談に来られたのですか？」これらは慣用句といえる。
- 「どうされましたか？」特に医療場面では定形。
- 「ヨーガ療法については、どのようにお考えですか？」「ヨーガ療法にどのようなことを期待されていますか？」特に、実習者が半強制的に誰かに連れてこられたときに確認する方法。

　これらが一般的な主訴の聴き始めである。この後、主訴について語る中でアセスメントのための情報収集を行っていく。

B) 主訴を聴く上で

　主訴を聴いていく上で、いくつかのことを注意しておく必要がある。漫然と情報を収集していては、信頼関係を構築する前にドロップアウトにつながりやすく、あくまでも信頼関係形成を深めていけるような聴き方が必要である。

a) 主訴が明確な場合

　「ここ数カ月、不安が強くて何も手につかなくなってきていて、ヨーガで不安が制御できると聞いて来ました」というように、当初から実習者が明確な主訴を語

る場合、次に、クライアントが置かれている状況をより具体的に理解するために主訴にまつわるエピソードを聴いていく。それに引き続き課題の分離を行い、実習者がヨーガ療法で取り組んでいく課題を同定し、目標の一致の下準備を行っていく。

i）エピソードを聴く

　エピソードとは、ある日ある時の具体的な場面について語られる情報である。「ある日こんなことがありました」「先日、仕事を終えて帰宅したときのことですが」というように語られる、ある日ある時の起承転結のある感情を伴ったありありと想起する印象深い記憶である。その出来事が重要な事柄である必要はなく、極めて日常的な出来事でかまわない。そこには実習者の理智の特徴が明確に含まれているので、実習者を理解するためには必須の情報である。そのため、この情報から理智鞘のアセスメントも同時に行える。他方、エピソードに対するものとしてレポートがあるが、「よく……していた」「いつも友達と遊んでいました」という一般化された内容の報告であり、主観的特徴がヴィヴィッドに反映されているわけではない。そのため、的確なアセスメントには不向きといえる。

　以上から、理智鞘へのアセスメントの情報収集も考えると、エピソードを聴くことが重要となる。エピソードの具体的な聴き方としては、次のようになり、具体的場面に繋げる質問を繰り返していく。

- 「最近、そのように感じた場面はいつでしたか？　その場面について、教えていただけますか？」
- 「そのようになる典型的な場面を教えていただけますか？」
- 「朝起きてからの一日の生活を具体的に教えていただけますか？」
- 「そのときの出来事を、詳しく教えていただけますか？」
- 「どんな状況でしたか？」

- 「相手にどのように言いましたか？ それに対して相手はどのように反応しましたか？」

　状況ややりとりを具体的に再現するほど、また、その場面での感情的反応を再現していくほどエピソードとなり、実習者の主観的特徴を理解しやすくなっていく。

　先述した不安を主訴とする実習者への聴き方の例は、次のようなものが考えられる。以下のような質問を出しながら、実習者が置かれている状況を理解していき、その中で実習者の思考・感情・行為・理智の特徴についての情報も集めていく。

- 「いつ頃からそのような不安を感じ始めましたか？」
- 「最近、不安を感じた場面は？」
- 「そう感じた時、頭の中では何について考えていましたか？」
- 「どうなることに不安を感じていましたか？」「不安を感じて、どのように行動しましたか？」
- 「周りの人は、不安がるあなたに対して何か言われますか？」

ⅱ) 課題の分離を行う

　エピソードが語られた次に行う作業は、「課題の分離」（鎌田穣、2002）である。課題の分離とは、実習者が責任をもって取り組むべき事柄と、他者の責任で取り組むべき事柄とを区別していくのである。セラピーでは、どこまでも実習者本人が扱える課題に焦点を当てない限りセラピーは成功しない。

　実習者は、主訴を語るとき自分では責任が取れない事柄について悩んでいることが度々である。たとえば、子どもの成績を考えていると不安で仕方ない。子どもが勉強しないのは、親である自分に不安があり、何も手につかないため子どもの勉強を見てあげられないからだ、というようなことである。自分の症状とどのようにつきあうかは自分で責任をもって取り組んでいけるが、子どもの成績

については子ども自身が勉強に取り組まない限り、親には最終的にはどうしようもない課題である。もちろん、成績が伸びない子どもを見て不安がる親の心理状態については、親自身が取り組むべき課題である。子どもに肩代わりさせる課題ではない。

つまり、実習者には自身で扱える課題と扱えない課題があるのである。これを図示したものが、図3-2の矢印技法（鎌田穰、2002）である。

この矢印はコミュニケーションでのやりとりを示しており、矢印技法の原則は次のようになる。

- 自分から出ている実線のみが自分で扱える課題。
- 他者から出ている矢印は本来扱えない。
- 自分の心の内は自分で取り組める。
- 自分の症状は自分で取り組める。
- 他者の心の内や症状は本来扱えない。

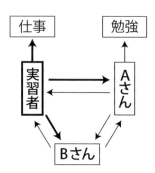

課題の分離：矢印技法

図3-2　矢印技法

この図では、実習者がAさんやBさんとどうつきあうか、自分の仕事にどう取り組むか、自分の心理状態や病気とどう向き合うか、は実習者自身の課題であることを示している。また、実習者以外のAさんがどう勉強に取り組むか、AさんとBさんがどうつきあうかという課題については、最終的に実習者はどうす

ることもできないことを示している。今ひとつは、AさんやBさんがそれぞれの課題に取り組む姿を見て生じる実習者自身の心理状態は、実習者の課題であることを示している。つまり実習者が扱えるのは、実習者自身が自己制御できる課題のみとなる。

　以上からすると、セラピーの中で扱えるのは実習者自身の心の内や症状、そして実習者から出ている矢印だけであり、実習者が自己制御できる課題のみとなる。これ以外の矢印である他者の言動や他者の心の内については、セラピーの中では扱えなくなる。つまり他者の言動や心のありようを実習者が変えようとしても、それは最終的には不可能な課題なのである。よってどの課題が扱えるのかという同定、すなわち課題の分離は目標の一致を取る上で極めて重要な作業となる。これが不十分で不明確なまま進んでいくと、いずれセラピーが暗礁に乗り上げる可能性が高くなる。

b) 主訴が不明確な場合

　実習者の中には、自分が何に困っているのかを同定できない人もいる。特に不定愁訴を訴える患者は、痛みや辛さを感じる部分が同定されず、内容も語っている中で変化してくる場合も多い。さらには愚痴のように頭に浮かぶ思考をそのまま語るだけでまとまりがなく、何が課題かを自身では同定できずにだらだらと話し続ける場合がある。そのような場合、「とにかく困っている」という抽象的な訴えとなり、何を改善し解決したいのかというターゲットと解決目標を理解し難いことも多い。

　この他、実習者自身が非常に苦境に立っているようなときにしばしば見られるが、主訴が複数あってそれらが密接に絡み合っているというような場合もあり、どの主訴がメインか同定できないこともある。

　これらの場合、次のような対策を取ることで功を奏することもある。あくまでも主訴を明確にする努力を行いつつ、目標の一致に向けての質問を繰り返していくのである。

- 最も印象深いものや、緊急性の高いものについて限定をかける。
- 何が改善すればいいかを聴く。
- それでも愚痴のままの場合は、セラピーに何を求めているのかを聴く。「ヨーガ療法を受けることで、どうなりたいですか？」または「どのような効果を希望されますか？」
- それでも愚痴のままの場合、聴くだけでいいかを確認する。「今はお話を聴くだけでいいですか？」「一連のアーサナのプログラムにまずは参加するだけでいいですか？」

C) 現病歴を丁寧に聴く

　主訴について明確化できると、次に現病歴を聴いていく。これを丁寧に聴いていくと、非常に多くの情報を収集できる。

　通常、症状が発症するにはそれなりの経緯があり、そこには実習者の思考・感情・行為の特徴、さらには理智の特徴などが示されている。つまり、発症前後のことやこれまでの経過を聴くと実習者が直面するストレス場面が分かり、実習者固有のストレス対処の特徴が通常は見出される。

　まず発症に至る前のエピソードを聴き、そこでの思考・感情・行為について質問を構成し、さらに身体的、精神的、社会的、スピリチュアルな側面での理由に関する質問を行いつつ情報収集を進め、同時にアセスメントを行っていく。また、そのアセスメントで次の情報の予測を行い、さらに質問を構成していくのである。このような繰り返しの中で、五蔵説でのアセスメントに必要な情報収集を身体面、呼吸面、情報伝達系、理智の特徴、記憶やトラウマ的出来事などについて行うのである。

　しかしながら、聴き過ぎには注意が必要なのは言うまでもない。現病歴を丁寧に聴き、かつ的確なアセスメントが行われていくにつれ、実習者は「このセラピストはよく理解してくれている」という印象を抱くようになり、セラピストに対す

る信頼感を増していくことをしばしば経験する。しかし逆に、聴き過ぎて実習者の負担が過剰になると、抵抗を示しやすくなるのは先述した通りである。

このように現病歴は極めて重要な情報を含んでおり、この現病歴を聴取しながら、セラピストは頭の中でアセスメントとヨーガ療法の実施計画を立てていき、目標の一致の下準備を進めていくのである。

5) 情報収集時の注意事項

情報収集を行う時、次のような注意が必要となる。

A) 実習者のニーズに焦点を当てる

情報を収集しつつアセスメントを同時に行っていき、それに従って次の情報をさらに収集していくのだが、ここで最も陥りやすいのは、セラピストの主観が先行し過ぎてしまい、セラピストが一方的に作り上げた実習者像の中に現実の実習者を押し込めようとすることだ。情報を理解しようとするとき、どうしてもセラピストの主観が入ることはいたしかたない。むしろ、セラピストの主観を前提にして推量を行うのである。すなわち、セラピスト自身として、「この場面なら違う感覚でとらえるのだが、どうしてこの実習者はこのような感覚を抱くのだろう？」という疑問をもちつつ、セラピストと実習者の捉え方の差異（difference, 丸山, 1992）を確認していくのである。その作業の中で、実習者らしさを浮き彫りにしていくのである。しかし、セラピストが自身の主観で勝手に作り上げた実習者像を正しいものと思い込んでしまったとき、これはセラピストの大きな錯覚であるに過ぎないにもかかわらず、虚構の実習者像が独り歩きを始めてしまい、その上での推量となってさらに現実からかけ離れていく結果となりやすい。そこから、目標の不一致が生じてしまうのである。こうなると実習者は、「理解されていない」「求めているものとは違う」「求めているものを提供されそうにない」という感覚を生じさせてしまうことから、いずれセラピーが暗礁に乗り上げてしまうだろう。

このような食い違いを予防するには、実習者のニーズつまりセラピーに求めていることについて的確に把握し理解していくことが必要となる。実習者が求めるニーズを把握できて、そのニーズに沿ってセラピストが技術を提供し結果に導けたとき、セラピーは成功に至るのである。

もちろん、実習者のニーズがセラピーで提供できない方向にある場合、この方向の違いを不明確にしたまま実習を行っていくと、いずれセラピーが暗礁に乗り上げてしまうのは当然だ。このようなことから、目標の一致を取りつける作業がことさら重要となるのである。

B) 実習者の関心に関心を向ける

実習者のニーズやこだわりについて理解していく上で、最重要となるのは相手の関心に関心を向けることである。相手の関心に関心を向けることができるようになれば、相手を理解することが飛躍的に深まっていく。ヨーガ療法ダルシャナ初級の目標の第一が、この相手の関心に関心を向けることである。またこれができなければ、中級の理智の修正は不可能である。

セラピストの初心者がしばしば陥るのは、セラピストの関心を優先して情報を集めることだ。このような情報収集の典型は、警察の取り調べなどでしばしば見られる尋問である。そこでは先に結論があり、その結論の確証を得るために質問していく。たとえば、「この抑うつ感はストレスから生じたのだろう」、かつ「ストレスはこの人の考え方、つまり勝ち負けへのこだわりから生じているに違いない」という予測の元に、次のように聴いていく場合である。「抑うつ感が出始めた時、ストレスを感じていましたか？ その時、上司との間で勝ち負けを気にしていませんでしたか？ 同僚にも負けるんじゃないかと思っていませんでしたか？」というように、先述した閉じられた質問を多用してこちらの欲しい情報のみを聴きだそうとするのである。

これに対して相手の関心に関心を向けた情報収集というのは、その場面で相手はどのように見て、どのように聞いて、どのように感じているのだろうか？ と

いう関心の向け方で質問を構成していくのである。すなわち、相手の目で見、相手の耳で聞き、相手の感じ方で感じようとするのである（Ansbacher,H.L. & R.R.,Ed.,1956）。もちろん、理論上相手の感覚そのもので物事を見ることも聞くことも感じることもできないのは当然であるが、そのように相手の関心に関心を向ける努力をしていくこと自体が他者への共感（empathy）につながっていくのであり、そのように努力したとき、セラピストの感覚主導での予測よりも理解は深まっていくのである。そのようなことから、そもそも実習者は何に困っているのか？ 何をわかって欲しいのか？ 何を伝えたいのか？ ということを、エピソードの中で実習者の側の関心に関心を向けつつ情報を集めていくのである。

　そのためには、まず実習者が自発的に語る中で情報収集を行っていく。なぜなら、実習者自身が関心を寄せているからこそ自発的に語るのである。その上で、自発的に語る内容について実習者が指し示すものと、それによって指し示されてこちらが理解する内容をできる限り一致させていくことによって、実習者の関心についてより的確に理解できるようになる。

　ただし先述したように言語的コミュニケーションの限界として、実習者が伝えようとしている内容をこちらがそのまま理解することは理論上あり得ない、ということも忘れてはならない。たとえば実習者が「その人は親切でした」と語ったとして、実習者が示す親切な人とはどういう人なのかは、親切の意味も使う人によって異なっているため、また時と場所や状況によって指し示す内容も異なっているため、さらに詳しく聴いてみない限りわからないのである。これは、ソシュール（Ferdinand de Saussure）が示した、シニフィアン（signifiant）とシニフィエ（signifié）の関係（丸山圭三郎、1992）と似ている。そもそも、言葉で指し示すもの（能記）と指し示されるもの（所記）は本来恣意的である。つまり、実習者が語る言葉で指し示している内容は、セラピストが理解した内容とは異なっていることを前提にする必要がある。そのため情報収集では、実習者が指し示そうとしているものは何なのかについて意識を向けつつ聴いていくのである。

　これらを言い換えると、実習者の当たり前とセラピストの当たり前は異なるの

で、相手の関心に関心を向けるというのは、相手の当たり前とこちらの当たり前の差異を知ることによって相手の当たり前を理解していく作業だ、と言っても過言ではない。たとえ客観的な定義を共有したとしても定義された対象への意味づけは個人の主観によって行われるため、そこに差異が生じる。その差異に相手の特徴が現れるのである。そのため、この差異を理解することによって実習者の特徴が理解されていくのである。

また、トラウマ記憶のように最も核心的部分でありながらも実習者が触れられたくない事柄もあり、さらには統合失調症者のように、正直すぎて語れば語るほど後で動揺を引き起こすような内容もある。それゆえ、相手の関心に関心を向ける場合、聴き過ぎない配慮も必要となる。これは、「今、このお話を聴いても大丈夫ですか？」「話したくないことがあれば、そのようにおっしゃってくださいね」と、都度、提示していくことが相手の関心に関心を向けることに通じるのである。

C）実習者が置かれている状況の理解

前述のように相手の関心に関心を向けるには、実習者がどのような状況で、どのような立場にあり、そこでどのようにその状況を見て、それをどのように考え、感じ、そして行動しているのか、その結果をどのように受け止め、さらにどのように判断し、そしてさらに行動しているのか、という具体的な連鎖についての情報を必要とする。

このような情報を収集するには、p.22で示した開かれた質問（open questions）が必要となる。質問形式には、開かれた質問と閉じられた質問（closed questions）があり、情報収集は開かれた質問で行い、解釈投与やセラピーの流れの制御には閉じられた質問を利用する（Ivey, A. E., 1985）。

開かれた質問とは、いわゆる5W1Hでの質問であり、実習者が自分で回答を考えて答える形式の質問である。そこでは、実習者の選択肢の幅が広く与えられる。他方、閉じられた質問は回答者が「はい」「いいえ」で答える質問

形式である。ここには質問者の意図が入りやすく、回答者の選択肢を最初から狭める作用がある。そのため、解釈投与を行う時点やカウンセリングの流れを制御する時に意図的に利用するのである。先に示した警察の尋問のように、結論が先に決まっているような場合や、セラピストが主導する場合に用いられる。あるいは、セラピストが考えた解釈が妥当かどうかを確認するために用いるのである。ゆえに、セラピストが思い込みで作り上げた実習者像を確かめるために行う質問は、閉じられた質問になるのである。

以上から、情報収集段階では開かれた質問のみで収集していく努力をすることがセラピストには求められ、十分トレーニングされねばならないのである。

6）関係形成を深めるためにも聴く

情報収集の重要な役割のひとつは、実習者からの信頼感を得ることである。実習者から「よく聴いてもらえた」「よく理解してもらった」と思われることは、セラピストへの信頼感を形成することに直結する。つまり、信頼感を得るためにも情報収集を的確に行う必要があるのである。

そのためには、自発的に語る中でニーズを把握し相手の言葉の使い方に意識を向けて、セラピスト自身と実習者の間に生じる「当たり前」の差異を理解していくことが有効となる。また、実習者が何に困り、その場面でどのように考え、感じ、どう行動したのかということを、実習者の関心に関心を向けつつ理解していく必要がある。

そこでは実習者が語る内容をセラピストがすぐに理解するのではなく、語られる言葉が指し示すものは何なのか？ という疑問を常に抱きながら、さらなる開かれた質問を構成しつつ情報収集を行っていくのである。これらの繰り返しによって、セラピストへの信頼感が増していくのである。

「セラピーは関係形成で決まる」といっても過言ではない。実際、一旦関係形成ができるとその後のセラピーの展開が早くなり、セラピストからの影響力はさらに強くなっていき、その結果解釈、正対、理智教育などの後の作業がスムー

ズに行われやすくなるのである。つまり、実習者が「このセラピストの言うことなら聞いてもいいかもしれない、聞いてみよう」と思うようになると、セラピストからの関わりによる影響が大きくなっていく。その中でセラピーが進むと、実習者に有益な変化が生じやすくなっていくのである。

7) 回避課題を明確にする特殊診断質問が必要な場合がある

症状には課題回避目的が含まれていることが多々あるため、それを明確化する必要がある場合が多い。この課題回避はフロイト（Freud,S.）が2次的疾病利得として示し（Ellenberger,H.F., 1970）、アドラー（Adler,A.）が劣等コンプレックス（inferiority complex）と呼ぶことがらである。つまり、症状があることによって得をする場合が2次的疾病利得であり、それは「症状があるためにその課題ができない」とする無意識的策略である（Manaster,G.J. & Corsini,R.J., 1982）。

これらを自覚していくために、以下のような特殊診断質問がある。

● その症状が出てから、何ができなくなりましたか？
● 今の症状が全て治ったら、どうしたいですか？ 何をしたいですか？

今ひとつは、3つの願いという質問である。

● もし、魔法使いがきて、3つだけ願いをかなえてあげる、と言われたら何を頼みますか？

これらの質問によって、無自覚に行われている課題回避を意識化していくのである。通常、これらの回避課題は日常生活上の仕事上での関係、交友関係、愛の関係といった3大領域において回避されている（Shulman,B.H. & Mosak,H.H., 1988）。

これらの情報を得る中で実習者の理智鞘でのこだわりも理解され、社会的側

面、さらにはスピリチュアルな側面での回避課題が理解されていく。

8)㈳日本ヨーガ療法学会版「アセスメント用紙」を利用する

　以上のような情報収集を行うとき、㈳日本ヨーガ療法学会版「アセスメント用紙」を利用することで効率化することが可能となる。ただしシートの最初の項目から定形的に聞いていくと、あまりにも機械的で不自然な印象を与えるため抵抗を受けやすくなり、極めて表面的な情報となってしまいかねない。また、セラピスト主導になりやすく実習者の関心に関心を向けられない。そのため、セラピストの頭の中にアセスメント用紙を置いておき、あくまでも実習者が自ら語る内容を優先しつつその項目を埋められるように質問を構成していくのである。

　なお、アセスメント用紙にある情報全てをインテーク面接の中で行う必要はない。あくまでもインテーク面接では、ヨーガ療法の契約に必要なアセスメントのための最低限の情報を収集していくことができれば十分である。抵抗を予防するには、聴き過ぎないことが必要だ。特に実習者が語ることをためらう場合は、聴くことを止めることが重要である。そこで聴きすぎると、大きな抵抗をうみだしてドロップアウトを誘発する可能性が極めて高いのである。

　また前述のような情報のみではなく、可能であれば社会的、スピリチュアルな課題に関する情報もインテーク面接で収集していくことが望ましい。しかし、聴きすぎないことが肝要だ。

ヨーガ療法アセスメントとヨーガ・カウンセリング／Yoga Counseling(YC)表

ヨーガ療法指導・実施日：＿＿＿＿＿＿　年　　月　　日
(フリガナ)
氏　名：＿＿＿＿＿＿＿＿＿＿（　　　年　月　日生　　歳）男・女

【主訴】

【現病歴】

【家族歴】
原家族：
現家族：

【生活・成育歴】

【アセスメント①　理智による認知の特徴】

こだわり、不安等否定的感情があるか。	
否定感情に対してどのような意味付けをしているか。	
考え方・判断の特徴（べき・ねばならない）	

【アセスメント②　ヨーガ療法指導／YC計画立案】

	現状（主観的・客観的）	指導計画
食物鞘		
生気鞘		
意思鞘		
理智鞘		
歓喜鞘		

図3-3　アセスメント用紙

【アセスメント③ヨーガ療法指導／YC計画と ④観察・記録】

	指導／YC内容	指導／YC後の変化（主観的・客観的）
食物鞘		
生気鞘		
意思鞘		
理智鞘		
歓喜鞘		
その他		

【アセスメント⑤西洋医療診断による観察・記録】
現状と前回のヨーガ療法指導からの変化（投薬量、生化学検査等の変化）

【社会的に現在直面している課題】

仕事とその対人関係の側面		
交友関係		
家族・恋人との関係		

【スピリチュアルな側面での課題】

本アセスメント表の著作権は(社)日本ヨーガ療法学会に属します。
無断複写等は著作権法上での例外を除き禁じられています。

9) 的確なアセスメントのための非言語的観察技術

　アセスメントを的確に行うためには、言語的なカウンセリング技術のみではなく非言語的な観察技術も必要である。この非言語的要素は、同じ言葉でも異なる意味づけを行うことや、身体からのメッセージとしてコミュニケーションに大きな影響を与えており、情報収集をする上で極めて大きな情報を提供してくれる。それゆえ、この非言語的要素の観察技術は情報収集において重要となるのである。

　非言語的要素については、大谷（2004）は次にようにまとめている。

- 身ぶり（ジェスチャー、動作、姿勢、しぐさなど）
- 表情（笑顔、泣き顔、難色、ふくれっつら、仏頂面など）
- 生理反応および反射（赤面、身振るい、発汗、過呼吸など）
- 体つきと身体特徴（体格、体重、身長、顔色、刺青など）
- 容姿（風貌、身なり、髪型、アクセサリー、化粧など）
- 声と話しぶり（音声、口調、音量、言葉づかいなど）
- 身体スペース（対人間距離、座席位置など）
- 時間概念（正確／ルーズなど）

　このような非言語的要素を観察するには、まさに客観視が必要である。セラピストの思いこみを自覚しつつ目の前にある現象を現象としてとらえるためには、客観視なくしてはとらえられない。それゆえセラピストにとって、ヨーガにおける客観視やマインドフルネス瞑想を身につけることは、アセスメントを行っていく上では必須といえる。

10) 精神疾患を有する実習者への情報収集時の危険を自覚しておく

　統合失調症や大うつ病性障害などの精神病圏の実習者や、PTSDなどのト

ラウマ関連疾患を有する実習者などにこれまでに示してきた情報収集を行っていく場合、極めて慎重に行う必要がある。健常者や神経症圏の実習者とは違い、精神病圏の実習者の認知機能は極度に低下していることが多く自己制御力が低いため、情報収集を機に妄想的思考の暴走に発展することや、自責的な思考の暴走に発展することを度々経験する。また、PTSDのような歓喜鞘でのトラウマティックな記憶に触れることによって、フラッシュバックを誘発することも当然あり得る。

　以上から、安易な情報収集によって有害事象を引き起こしてしまう可能性があることを常に意識しつつ、慎重な情報収集を行っていく必要があるのである。もっとも、統合失調症の患者や大うつ病性障害などの患者の中で、重症の患者が一般教室に来ることは極めて稀だろう。他方、一般教室であっても軽症のうつ病、パニック障害、あるいは虐待経験や交通事故後のPTSDなどの精神疾患を有する患者がしばしば訪れる。それゆえ、有害事象の発生を回避するためにも、精神疾患を有する実習者に対して情報収集を行う時、聴き過ぎないよう慎重を期する必要がある。これら患者の中には逆に自分から必要以上に多くを話したがり、収拾がつかなくなることもある。この場合、セラピスト側から制限をかけて、聞きすぎないようにする配慮も必要になる。

　医療機関においてはこれら疾患の患者への情報収集は当然であるので、かなりの程度聞いていくことは通常行われる。しかしながら、たとえ医療機関の中であっても精神疾患を有する患者への情報収集を行う場合、慎重にかつ聴き過ぎない配慮をしていくことは当然である。

　実際には、実習者が語る内容で把握できることを基本として、その内容に対して軽く質問していく程度が安全である。また、途中で「無理に話さなくても大丈夫ですよ」「話せる範囲でかまいませんよ」というような言葉をはさんでいくことで、また必要以上に話してくる場合は、「今日は、このぐらいにしておきましょう」と制限をかけていくことで安全度を高められるだろう。

　もし、情報収集時に実習者が不調を訴え始めた時、セラピストはそれを見て

動揺しないように自己制御できるようにトレーニングしておく必要がある。その
ためには、いかなるときも客観視が重要だ。次に、情報収集を止めるか続けて
もいいかを聞き、止めることになれば沈静化の呼吸法などの介入法をセラピス
トが身につけておくと有効である。

　いずれにしてもその場でセラピストが冷静に対応していれば、すぐに治まって
いくだろう。事例を重ねることで、これらの対応能力は上がっていくものである。
また、事例検討会への事例提出やスーパーヴィジョンを受けることによって、こ
れら技術は飛躍的に上達していくだろう。

(4) 指導契約

　インテーク面接中に、ここまでの情報収集によって集めた情報から、セラピス
トの頭の中でどの点がセラピーの主題になるのか、またそれが生じた理由につ
いてのアセスメントを行っていく。さらに、そのアセスメントに従った大まかなセ
ラピー計画のアウトラインを立てていく。すなわち、情報収集と同時にアセスメ
ントを行いつつ、セラピーでの指導計画を立てていくのである。

　その段階でヨーガ療法での対処よりも他に有効な手段があるのならば、その
手段を提示していく方がより専門家的対応である。あるいは、他機関や他の
専門家に紹介（リファー）することもセラピストとしての重要な役割であり責任で
ある。セラピストとして、自身の限界とヨーガ療法の限界について熟知しておく
ことによって、実習者に対してより貢献的な立場を取れるようになる。もっとも、
ヨーガ療法の適用範囲は広く、その適切な適用についてはセラピスト個人の限
界という要因の方が大きいであろう。

　これらを通してヨーガ療法を引き受けられると結論づけられれば、契約を行っ
ていく。契約時には実習者のニーズを把握した上でセラピー計画を提示し、実
習者のニーズとセラピストから提供できることでのすりあわせを行いつつ目標
の一致を取りつけていき、そこで合意されたことについての契約を行うのであ
る。

この時、医師でない者は、「治る」「治療する」「診断する」という言葉を使用してはならない。使用すると法的問題が生じてしまうので、厳禁である。また、確約できないことは安易に触れてはならない。「必ず改善します」「3カ月で必ず大丈夫」という表現は、後の訴訟対象となり得る。「改善の見込みはある」「3カ月で変化は生じると見込まれる。まず、3カ月行ってみましょう。そして、その時点で、再度考えてみましょう」というような、表現のゆとりを作っておく必要がある。

　この他、契約時に必要なことは、ヨーガ療法における有害事象に関する合意と守秘義務の明示である。有害事象については、実習者の現状においてどのようなことをすると有害事象が生じやすいかということについての説明をした上で、自宅実習は自己責任において行い、何か変化が生じたときは必ずセラピストに報告することを説明し、その上で合意を取り付けていくことである。

　守秘義務については、セラピストが実習者の同意なく個人情報を他者に提供しないことや無断で個人情報を学会発表や論文発表などで使用しないことを、日本ヨーガ療法学会の倫理規定にもとづいて守っていくこと、そして実習者が守られていることを明示していくことも契約上必要である。セラピストとしては、これらの守秘義務を負うことを自覚し、守秘義務違反によって訴訟対象になることをこの契約段階で重々自覚する必要がある。

　これらの説明と合意を取りつけた後、実際の契約は先に示した**ヨーガ療法実習・開始時アンケート**の最後にある実習者のサインと担当者セラピストのサインを得ることによって成立する。

　その後、セラピーの実質的介入が行われるが、その時々において効果測定を行いつつ、目標の一致を確認あるいは修正しながら継続していくのである。

第3章 まとめ

まとめ 第3章 情報収集

― インテーク（受理）面接 ―
実習者が最初にヨーガ療法を受けに訪れた時点の面接

・アセスメントシートの利用
・非言語的な観察も有効

・**相手の関心に関心を向ける**
・開かれた質問
・エピソードを丁寧に**聴かせていただく**

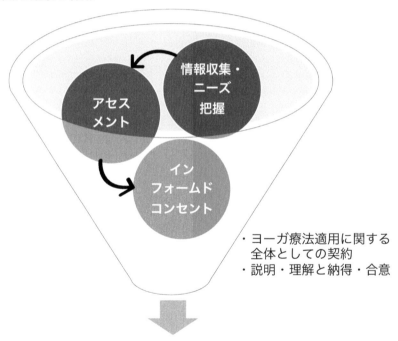

・ヨーガ療法適用に関する全体としての契約
・説明・理解と納得・合意

各回では「目標の一致」を実習者とセラピストが取り付けて進めていく

第4章
インフォームドコンセントと目標の一致

本章では、ヨーガ療法アセスメント(YTA)にもとづく治療／指導プランを実習者に提案し、その理解の上に契約を行っていくためのプロセスについて解説する。

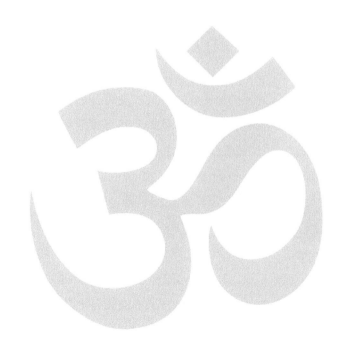

1. インフォームドコンセントとは

　ヨーガ療法アセスメントに従った治療／指導プランを立案するだけでは、セラピーとしては成立しない。そのプランを実習者に提示し、説明し、理解し納得してもらい、その上でセラピストと実習者との間で合意を取り付けて契約していくことによってセラピーとして成立する。また、セラピーの途中で大きな方針転換が必要となり、そのための合意を取りつけていくことも生じる場合がある。これら一連の合意を取り付ける作業を、インフォームドコンセント（informed consent）と呼ぶ。

　医療以外では、「説明責任・説明義務（accountability）」という用語が使用され、専門家には常にこれらが法的にも求められるようになった。

2. インフォームドコンセント成立の経緯

　インフォームドコンセントには、「説明」と「理解・納得」と「合意」が必要条件であり、患者の自由意志による自己決定権が保証されていることが求められている。1997年の医療法の改正において、「説明と同意」が法的に明文化された。医療法第1条の4第2項には、次のように記載されている。

　　「医療の担い手は、医療を提供するに当たり、適切な説明を行い、医療を受ける者の理解を得るよう努めなければならない」

　この「適切な説明」については、当然ながら患者側が理解できるように説明することが求められている。

　そもそもこの概念が出てきたのは、第二次世界大戦のナチスドイツによる人体実験に対する反省の上に、被験者の同意を得るための説明義務が必要であると示されたことが発端である。1964年世界医師会採択のヘルシンキ宣言では、臨床での人体による実験の被験者の人権を守るために、被験者への十分な説明と同意が不可欠であるとの考えが示されたことから本格化した。そ

の後、1981年第34回世界医師会総会にて患者の権利に関する世界医師会リスボン宣言が出され、「患者は充分な説明を受けた後に治療を受け入れるか、または拒否する権利を有する」と明記された。

3. ヨーガ療法におけるインフォームドコンセント

ヨーガ療法アセスメントを行った上で、治療／指導プランを立案し、そしてインフォームドコンセントをとっていくのだが、その場合、いくつかの必須項目がある。
① 実習者に理解できる言葉で説明する
② 効果予測
③ 有害事象の説明

実習者に理解できる言葉で説明する

インフォームドコンセントでは、先述したように実習者にわかる言葉で説明する責任がある。五蔵説アセスメントをそのまま説明しても、その概念も共有されていない段階では全く理解されないので、ヨーガ・スラングともいうべきヨーガの専門用語での説明は無意味であり、インフォームドコンセントの目的を達成できないこととなる。実習者が理解できる言葉に翻訳してから説明する必要がある。

また技法の選択理由についても、なぜこの技法が必要になるのかをアセスメントを踏まえて説明する必要がある。不必要な技術を提供しても、セラピーとしては意味がない。一般教室ではこのような説明はなくても特に問題は生じないだろうが、セラピーとしては重要な問題である。

実習効果の説明

　その上で、実習効果についても説明していく。その効果がどのぐらいの期間でどの程度現れてくるのか、という予測である。ただしここではこれら効果を保証するのではなく、あくまでも予測ということで留めておく必要がある。効果が出る期間と程度を明言してしまうと、実際行った結果、それらが達成できなかったときにトラブルが生じることは必須と考えた方がいいだろう。これが元で訴訟に発展してもおかしくない。

　それゆえ、効果予測については「この実習を行っていくと、3か月ぐらいで変化が生じる可能性が高いでしょう。ただし、週1回1時間半のここでの実習と、自宅で毎日20分の実習をこなしていくことによって変化が生じると予測されます」というぐらいの幅をもたせることが必要である。

有害事象の説明

　次に必要な説明は、有害事象についてである。特に高齢者の場合、骨粗鬆症による骨折などが頻発していることもあるので、無理なアーサナを行うとその危険が高くなることなどを説明しておく必要がある。また様々な有害事象が報告されているため、高血圧では腹圧がかかることや前屈による脳への圧力が加わることによる危険、緑内障のある実習者の頭部への圧力の危険等々、当該の実習者にはその危険性を前もって伝えておく必要がある。

　その場合、どのようなポーズが禁忌であるかを伝え、また実際に実施するポーズについてもやりすぎることによる弊害も伝えておく。

実習者との間でインフォームドコンセントを取れない場合

　実習者がインフォームドコンセントを理解できない場合、すなわち認知機能が十分機能しなくなったような認知症患者や精神障害者の場合、施設側や家族

の要望でヨーガ療法を実施することがある。そのような場合、実習者本人との間でのインフォームドコンセントが取れないことも生じ得る。そのときは、施設の責任者や家族との間でインフォームドコンセントを取ることとなる。

また、認知機能が低下しているために実習者本人がヨーガ療法で認知の修正を行いたいと要望することもあるが、実際にはその内容理解ができておらず、施設管理者や主治医側からするとそのようなアプローチはむしろ危険なので止めるように指示されることがある。その場合、施設管理者や主治医との間でのインフォームドコンセントが重要となる。このように、実習者本人のみならず、場合によっては施設管理者や主治医、あるいは家族との間でのインフォームドコンセントを行う必要が生じるだろう。そこでも、相手側が理解できる言葉で説明・納得・合意を取ることが必要とされる。

4. 目標の一致

このインフォームドコンセントは、セラピーの一連のプロセスの中では、実習者とセラピストが同じ方向を向いてセラピーを進めていくための「目標の一致(alignment of goals)」にほぼ匹敵する。

事例検討を行うと、初心者セラピストのほぼ全員が目標の一致を取りつける時点で戸惑っている。ベテランのセラピストでさえセラピーに進展が見られない場合、目標が不一致になっていることが大半である。Dreikurs (1955; 1956) は、治療目標の一致がその後の展開に大きな影響を与え、その不一致がカウンセリングを暗礁に乗せるとも述べている。

ヨーガ療法アセスメントに従ってインフォームドコンセントを行っていく上でも、いつのまにか実習者が誤解していることも度々経験する。例えば、不安を消そうとして訪れた実習者との間で、「不安は消す対象ではなく乗り越える対象であるため、その不安とのつきあい方を客観視の心観瞑想またはマインドフルネス瞑想を学ぶことで対応していきましょう」と合意したとしても、次回の実習時

には再度「不安を消すことができなかった」と実習者が述べることはしばしばである。また何度も合意を取りつつ進めていっても、数カ月してからでさえ同様に不安を消すことができないと述べる場合もある。このように一旦合意したとしても、誤解の上で合意されていることや実習者の執着の強いことも頻繁に生じるため、何度も目標について確認していく必要がある。これが目標の一致の大きな役割の一つである。

特に、家族や友人が実習対象者をヨーガ療法に連れてこようとする場合では、相談に訪れるのは問題を呈する患者またはこども（Identified Patient、以下IP）ではなく、その家族である親や配偶者または友人が多い。そこでは、ヨーガ療法に期待することとセラピストが提供できるものとの間に食い違いが生じやすいため、初心者セラピストは目標を一致させる作業に時間を要することを度々経験する。この場合、初心者セラピストは不可能な目標追及に合意してインフォームドコンセントを取ってしまうことがあり、その結果、セラピーが進展せず中断に至ることもある。特に、IP以外の家族がIPの状態を勝手に改善したいということでインフォームドコンセントを取ると、実習をするのはIPであるため、実際には実習を拒否することもあるだろうし、実習したとしても不熱心である場合もある。これらについて対処する方法はp.39に示す課題の分離を行う、の中で詳述している。

このようなことから、インフォームドコンセントを行った後もセラピストと実習者との間でどこに向かってセラピーを進めているのかの目標の一致を常に確認し続けながら実習を行っていくことが、セラピー成功には必須である。

5. セラピーの流れを組み立てるための目標の一致

目標を一致させていく作業をセラピーの随所で行うことは、その時点でのセラピーの流れを組み立てていくためでもある。先述したように、実習者の執着

が強く理智の歪みが強い場合、一見理解して合意しているかのように見えたとしても、実は合意した方向とは異なる方向にすぐに動いていこうとする場合がある。このような場合、方向の食い違いを修正していくプロセスを取る中で、セラピーの方向をセラピストが作り上げていく必要がある。ただし、セラピストが向かわせたい方向に向けるというのではない。あくまでも、実習者のニーズとのすり合わせである。しかし、実習者のニーズが次から次へと変わり、あるいはあれもこれもと強欲になっている場合、セラピーを成功させていくためにはその方向を絞り込んでいく必要がある。つまり、達成可能な方向の選択であり、優先順位を作っていく必要がある。

また方向の中でも、実習者が状況依存的な「悪いあの人、かわいそうな私」という理智の歪みの中で不平不満を述べて、自己努力による自己変革を回避しようという無自覚的作戦の中にあるとき、「今ここで私にできること」といった自己努力による自己変革の方向に方向転換していくような関わりが重要となる。そのような方向を一致させていくための目標の一致を取る作業が、ことさらセラピーとしては重要となるのである。

6. インフォームドコンセントと目標の一致の違い

以上、セラピーを成功させていくためには、実習者とセラピストとの間でヨーガ療法アセスメントにもとづく治療／指導プランを提示して、実習者の理解の上で合意を取るインフォームドコンセントが必須であることを示してきた。その時、セラピーを成功させていくためにセラピーの目標とそのための達成手段を明確にしていくことが重要であることを示してきた。さらには、有害事象の可能性や効果予測に関して大筋の合意を取り付けて契約していくのだが、そこまでのプロセスがインフォームドコンセントである。その後、各回においてセラピストと実習者が同じ方向をみてセラピーを進めていくために取り扱っていく内容と

その目標を一致させていくことは、セラピーのプロセスを円滑にしてセラピーを成功に導くために必須である。このように、その都度行っていく作業が目標の一致である。

　つまり、インフォームドコンセントは最初の契約に至るまでが重要な作業であり、また途中で大きな方針転換をしていくときに実習者との間で行う説明、理解・納得、合意のプロセスのことである。また、毎回のセッションにおいて取り扱う内容と目標について合意させていく作業を目標の一致と呼び、これはセラピーを円滑に進めていくために必要な作業といえる。ここにインフォームドコンセントと目標の一致の違いが認められる。しかし、ほぼ同義である場合も多く、厳密に区別することは困難であろう。

　いずれにしても、セラピーを円滑に進めるにはこのインフォームドコンセントと目標の一致が必要不可欠になるのである。

まとめ 第4章 目標の一致

	インフォームド コンセント	目標の一致
いつ	・初回 ・大きな方針転換時	都度
目的	ヨーガ療法で取り扱うターゲットと目標と手段を合意	・セラピストと実習者が同じ方向をみて円滑に進めていく役割 ・各回のヨーガ療法の方向の制御
方法	プランを実習者に**提示**して**説明、理解・納得**してもらい、セラピストと実習者との間で**合意**する ① 実習者に理解できる言葉で説明 　（ヨーガスラングは避ける） ② 効果予測 　（どのくらい、どの程度） ③ 有害事象の説明	各回の面接の方向について何をどのように扱うかをその都度一致させ合意を取りつけていく

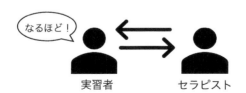

第5章
理智の修正に向けた理智教育

前章ではヨーガ療法アセスメントを行った後の治療／指導計画を立案し、実習者への説明と理解と合意を取りつけてヨーガ療法を本格的にスタートさせていくインフォームドコンセントについて解説した。それに引き続いてヨーガ療法インストラクションによる座法、呼吸法、瞑想法の指導を行っていく。その中で、理智の修正を行っていくための理智教育を行いつつ、実習者自身が決心して理智の修正に取り組んでいくように援助する必要がある。ヨーガ療法インストラクションは『ヨーガ療法概論（木村・鎌田，2014）』に詳述されているため割愛し、本章では理智の修正に向けた理智教育の内容について扱っていく。

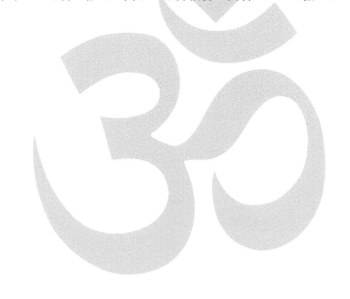

1. 理智の修正のための理智教育の必要性

　ヨーガ療法インストラクションによる座法と呼吸法では、ヨーガ療法の身体面へのアプローチが中心となっている。ただし、座法や呼吸法指導においても各座法や呼吸法実施時の客観視を同時に指導していき、意識を「今ここ（here and now）」に向けて、未来や過去や他人の心の内に向けているのを引き戻してきて、意識集中を導いていくといった心的作用へのアプローチもとっている。

　このような流れの中でヨーガ療法の目標である身体的、精神的、社会的、スピリチュアルな健康を実現していくためには、身体面へのアプローチのみでは不十分である。そこで、心の修行体系である本来のヨーガについての理智教育を行いつつ、ヨーガ療法においても理智の修正が重要であることを実習者に伝えていく必要がある。初代シャンカラは、伝統的ヨーガが目指す解脱と医学が目指す完全なる健康は同等の状態であることを指摘している。

　一般教室では、身体面へのニーズのみで訪れている実習者が多数を占めるであろう。しかし、Matsushita,T. & Oka,T.（2015）の有害事象に対する大規模調査の結果から、その中には医療機関に通院中でその当該疾病の補助療法（adjuvant therapy）としてヨーガ療法を選択している可能性のある実習者も過半数はいることが判明した。つまりこれら疾患が心身症としての病態であれば心理社会的要因が大きく絡んでいるため、身体的アプローチのみでは不十分となる。実際に心身症は医療の全科に跨る病態であるため、ヨーガを受けようとしている人たちのほとんどは心身症を呈していることが先の調査からわかってきた。そこで、ヨーガ療法としては理智鞘、歓喜鞘へのアプローチを取っていくことで、このような心身症に対して効果を高めることができるだろう。

　このように一般教室でも心的作用面へのアプローチが行われる必要があるため、医療ベースで行われるヨーガ療法ではことさら心的作用へのアプローチは重要となる。それだけ、心身症的様相を患者は呈するからだ。しかしながら心身症の場合、身体症状が前面に出ていることが多いため、心的作用へのアプ

ローチの必要性を当初から理解している患者は少ないものである。ましてや、一般教室で美容目的や肥満対策などの身体面でのニーズが中心となっている実習者にとって、理智の修正といった心的作用へのアプローチに対してほとんど関心を向けないのが実情だろう。

このような状況の中で理智鞘や歓喜鞘へのアプローチを行っていくためには、実習者がその必要性を自覚する必要がある。そのために、理智教育を徐々にあるいは実習当初から十分実施していくことが肝要である。もちろん、それらの必要性を感じない実習者らは敬遠することもあるだろう。しかし、そのような場合でも、深追いせずに一般的なストレス対処についての理智教育を実施しつつ、その中で理智の修正の必要性について種まき（seeding）をしていくことが可能である。そして実習者が必要性に迫られたとき、実習者自らが心的作用へのアプローチを望んでくれればいいのである。あくまでセラピーは、実習者や患者側のニーズに沿ったものしか提供できないのである。

2. 理智教育内容

次項から、理智の修正の必要性を自覚するための理智教育の内容について示していく。最も有効なのは、ストレスについての理智教育である。ヨーガ療法である限り、最低限この理智教育は必要である。

ストレスに関する理智教育

現代社会において、多くの疾患にストレスが大きな影響を与えているという心身医学的見地が理解されてきた。それゆえ、実習者は自身の身体症状や精神症状がストレスと関連していることに理解を示しやすい。また、一般教室の実習者であっても日常のストレスに関して同意しやすいだろう。そこで、最初にストレスに関する理智教育を行うことが有効である。

1991年に日本心身医学会が「心身症とは、身体疾患の中で、その発症や経

過に心理社会的因子が密接に関与し、器質的ないし機能的障害が認められる病態をいう。ただし、神経症やうつ病など、他の精神障害に伴う身体症状は除外する」と定義した。そこから、心身症はストレスとの深い関連が指摘された病態であると理解されて、今日まで研究されてきており、日常の会話でもストレスが話題に上るようになってきた。

　ストレスは自律神経系、内分泌系、免疫系、分子遺伝系にまで大きな影響を与える場合があり、心身医学が扱うストレス関連疾患はほぼ全科にまたがっている。『現代心療内科学』（久保他編、2003）に見られる対象科としては、一般内科と専門の心療内科、その他は精神科、小児科、産婦人科、緩和ケア科、ペインクリニック科、皮膚科、整形外科、歯科口腔外科、救命救急等と多岐にわたっている。

　図5-1に見られるように身体精神状態としては、ストレス時に脳内物質のGABAが減少し、疲労感、不安感、抑うつ感、陰性感情、睡眠・覚醒障害、破局的思考が増幅し、交感神経活動が高まり、迷走神経活動が低下し、心拍変動HRVが落ち、視床下部 - 下垂体 - 副腎系（HPA軸）が亢進し、ストレスによる心身の疲弊であるアロスタティック負荷が高まり、慢性低レベル炎症と疼痛が生じやすくなることを、岡孝和ら（2014）が紹介している。これらは、全世界の研究から得られたエビデンスにもとづきまとめられたものであり、それらの元論文は厚生労働省の「統合医療」情報発信サイトhttp://www.ejim.ncgg.go.jp/doc/doc_e03.htmlに掲載されている。

第5章　理智の修正に向けた理智教育

(a) ストレス状態/ストレス性疾患で生じる変化

疲労感
不安, 抑うつ
陰性感情
睡眠・覚醒障害
破局的思考

GABA ↓

交感神経活動 ↑
迷走神経活動 ↓
心拍変動 ↓
HPA軸（コルチゾール）↑

アロスタティック負荷
慢性低レベル炎症
疼痛

(b) ヨガによって生じる変化

疲労感 ↓
不安, 抑うつ ↓
陰性感情 ↓
睡眠改善
破局的思考 ↓

GABA ↑

交感神経活動 ↓
迷走神経活動 ↑
心拍変動 ↑
HPA軸（コルチゾール）↓

アロスタティック負荷 ↓
慢性低レベル炎症 ↓
疼痛 ↓

図5-1　ヨーガのストレス緩和作用の機序（岡孝和ら2014.から引用）

　これらに対して、ヨーガ療法を含む各種ヨーガの身体面へのアプローチは先述の内容に拮抗する作用を作り出すことが可能となっている、と岡らはこれまでのエビデンスデータから示している。

　まず、これらについて的確に理智教育することは、実習者がストレス対処を身につけていくことの必要性を自覚することに役立ち、また実習者からの信頼を得ることにも貢献するだろう。

　次に、具体的なストレス・マネージメントについての理智教育を行っていく。

代表的なストレス状況

　日常のストレス状況として挙げられるのは、ホルムズとレイ（Holmes,T.H. & Rahe,R.H., 1967）が示した日常のストレスイベントが有名である。100点から0点に向けて、次のようなものが順に挙げられている。

　配偶者の死、離婚、別居、懲役、近親者の死、けがや病気、結婚。
　ここまでが100点から50点までである。
　失業、離婚調停、家族の病気けが、妊娠、性的困難、新しい仕事、家計の

悪化、友人の死、転職、夫婦喧嘩増加、100万円以上の借金、預貯金の消滅、仕事の責任の変化、親戚とトラブル、個人的成功、妻の就職退職、入学・卒業、生活リズムの変化、習慣の変更、上司とトラブル、労働環境変化、転居、転校、趣味の変化、宗教の変化、社会活動の変化、100万円以下の借金、睡眠リズムの変化、同居人の変化、食生活の変化、長期休暇、クリスマス、軽微な法律違反

が続いている。

筆者が専攻したアドラー心理学（Individual Psychology, Adlerian Psychology）においては次の5つのライフタスク（人生の課題、life tasks）を設定しており、ストレスはこれらにまつわるものが生じると考えられている。なおライフタスクとは個人が人生の中で責任をもって取り組んでいく必要のある事柄であり、生きていく上で避けることができない事柄となる。

● 仕事の課題（work task、勉強・仕事の結果、上司・同僚・部下・取引先・客等との仕事上の対人関係）
● 交友の課題（friendship task、友人関係）
● 愛の課題（love task、家族、恋人との関係）
● 自分自身の課題（self task、自分自身とのつきあい、自己存在）
● スピリチュアリティの課題（spiritual task、超越的存在とのつきあい）

特に日常においては、前3者の3大ライフタスクすなわち仕事、交友、愛の課題がストレス状況の中心となる。これらは全て対人関係上の課題とされ、実際、日常のトラブルの大半はこれら対人関係上の課題にまつわるものといえる。それゆえ、ヨーガ療法アセスメントを行っていく上で、このような対社会的な課題に関する情報を収集していくことも肝要である。

ストレス・マネージメントの基本

以上のようなストレス状況にさらされたとき、これらに対処していくことが余儀なくされる。心身医学では、このようなストレスへの対処をストレス・マネージメ

ントあるいはストレス・コーピングと呼んでおり、ことさら治療上予防上重要視されている(久保他編、2003)。心身医学では、二つのストレス・マネージメントの基本が示されている。そのひとつは身体的リラクセーションを作り出すことであり、今ひとつはラザラスとフォルクマン（Lazarus,R.S.& Folkman,S., 1984）が示したトランザクションモデル（transaction model）による認知評価説とストレス対処説に代表される理智へのアプローチである。

　これらのストレス・マネージメントの基本を実習者に理智教育することによって、実習者はしだいに理智の修正の必要性を理解していくようになるだろう。

ストレス状態における心身の特徴

　ストレス状態であるストレス反応は、先述した生活環境ストレッサーや天災などによる外傷性ストレッサー、さらには自身が作り出す不安などによる心理的ストレッサーというストレスの元となる刺激に対して、防御的な身体的反応を作り出していく。この反応の最も典型的なものはキャノン（Cannon, W.B., 1929）が示した「闘争・逃走反応（fight-or-flight response）」である。このとき、H-P-A軸すなわち視床下部（Hypothalamus）-下垂体（Pituitary）-副腎皮質（Adrenal）軸の活性化でストレスホルモンのアドレナリンとコルチゾールの分泌が行われ、様々な身体的反応が生じる。心拍数・血圧・呼吸数の増加、気管拡張、血管収縮、筋肉向けの血管拡張、代謝エネルギー源の放出、消化機能阻害、瞳孔散大、視野狭窄、振戦等の反応が生じる。このとき力を入れた状態となるため、ストレス状態にある身体的特徴は筋骨格系での緊張状態が顕著となる。このような状態が慢性化すると、常時筋骨格系の極度の硬直が持続され、そこから毛細血管が圧迫され末梢血管での血流が減少して血行障害が生じていき、ホルモンバランスが崩れ、自律神経系も乱れ、免疫系も影響を受け、そこから心身症へと進んでしまうのである。むしろ心身症患者の筋骨格系においては、ほぼ全員が極度の筋緊張状態を呈している。同時に、心的緊張状態も認められる。

ストレス・マネージメントの第1の基本

　ストレス・マネージメントの第1の基本は、このような筋骨格系の緊張状態と心的緊張状態に対してリラクセーション状態を作り出すことである。リラクセーションは、先述の反応への拮抗作用を導き出す。これによって血流改善が生じ、同時に脳血流の改善も行われ、また自律神経系の調整にも役立つのである。これまでの研究で、リラクセーションによる血流改善や、自律神経系、内分泌系、ホルモン系、免疫系のストレス反応の改善も認められている。またリラクセーションは、心的緊張緩和にも役立つのである。近年では、これらについて厚生労働省や文部科学省の公式ホームページにも取り上げられている。以下がそのアドレスである。

　　https://kokoro.mhlw.go.jp/nowhow/nh001/
　　　厚生労働省HP「こころの耳-働く人のメンタルヘルス・ポータルサイト」内「ストレスとは」
　　http://www.mext.go.jp/a_menu/shotou/clarinet/002/003/010/003.htm
　　　文部科学省HP「CLARINETへようこそ」内「第2章心のケア各論」

ストレス・マネージメントの第2の基本

　ラザラスとフォルクマン（1984）は、ストレス反応は生活環境ストレッサー、外傷性ストレッサー、心理的ストレッサーに対して一義的に生じるのではなく、ストレッサーを適切に再評価しそれに対処できると判断できるようになれば、その事態をストレスと認識する必要がなくなると述べている。つまり、ストレッサーにさらされたとしてもストレス反応が自動的に生じるのではなく、そのとらえ方である認知と対処方法を学ぶことによってストレスとする必要がなくなるということである。

ヨーガ療法的に考えると、うつろい行く永遠ならざる無常なるものを永遠である常なるものと錯覚する「無智（AVIDYA）」から思考が暴走し、理智がそこから過去や未来にマナスを頻繁に向けるために情報伝達系が乱れ、理智による我欲への執着から不安、後悔、うつ、絶望といった感情的反応を作り出し、それによってさらに思考を暴走させ、マナスの乱れから知覚器官の乱れを引き起こし、さらに呼吸の乱れを引き起こし、そこから脳機能が乱れ、そして自律神経系、内分泌系、免疫系を乱し、慢性化して身体症状を作り出すこととなる。つまり、理智による認知のあり方によってストレス反応を引き起こす、と考えるのである。
　そこで、ストレス・マネージメント第2の基本は、理智にアプローチして理智のあり方を改善していくことである。この理智の修正については、後述する。

ヨーガ療法によるストレスへの対処

　実習者に対して行う理智教育では、上述したストレス状態に対してヨーガ療法がどのようなアプローチを取るかを解説していき、さらに理智の修正までを視野にいれていることを示していく。
　まず、ヨーガ療法アセスメントにおける食物鞘と生気鞘へのアプローチは座法と呼吸法を中心とし、他にイメージなどを利用しつつ身体的リラクセーション体験を作り出していく。これによって、実習者がストレス状況において忘れていた心地よさを再体験し思い出すように指導する。そこから、自律神経系の安定によって症状緩和を目指していく。
　また、「今ここ（here & now）」に意識を向ける客観視（mindful observation）を学び、意思鞘での情報伝達系であるマナスの乱れを整え、さらに理智鞘における思考や感情の暴走を鎮め、心の落ち着きと静けさの体験を導き出していく。つまり、客観視を学ぶことによって暴走する思考や意識のスピードのスローダウンを行い、身体リズムやバランスといった生理的反応の安定を図ることが可能となるのである。そして、これらを自分で作り出すことによってセルフ・コントロール力を強めていくのである。

このような食物鞘・生気鞘・意思鞘での安定を図った上で、理智鞘において感情を作り出してしまう個人の埋智の特徴を自己理解し、またその修正を目指していく。そして最後には、歓喜鞘において感情とリンクする過去記憶に対する理智による意味づけの「お掃除」とも呼べる修正を行っていくのである。そこから生きる上での代替案の工夫を行い、ストレス状況への対処技術を身につけていけるように援助していくのである。

ここまでの理智教育を行うと、通常、実習者は理智の修正が必要であることを理解していくものである。

次に、理智の修正を行っていくためには、そもそも何を修正していくのかについての理智教育と、修正していく方向を示す理智教育が必要となる。以下、これらについて示していく。

すべては無智から生じる

ヨーガ療法の病理論にあるように、食物鞘や生気鞘での不調や意思鞘でのマナスの乱れ、さらには記憶痕跡への意味づけの歪みによる記憶の混乱という状態であっても、元々は理智の誤りと歪みから生じていることになる。この理智の誤りと歪みは、無智から生じている。すなわち、最終的な理智の修正とはこの無智からの脱却なのである。これについての理智教育を実習者に行い、実習者の理解が進んでいくと、理智の修正を極めてスムーズに行っていけるだろう。

さて、この理智の誤りについて、『ヨーガ・スートラ』（木村慧心,2011）第2章3〜5節に次のように記述されている。

> 無智、自我意識、愛着、憎悪、生命欲とが煩悩である。
> *AVIDYASMITA RAGA DVESHABAINIVESAH KLESAH.*
> 無智アヴィドゥヤーとはその他の煩悩の本源クシェートゥラであり、睡眠プラスプタ、衰弱タヌ、中断ヴィチンナ、高揚ウダーラか、いずれかの状

態にある。

AVIDYA KSHETRAM UTTARESHAM PRASUPTA TANU VICHCHHINNODARANAM.

無智とは有限、不浄、苦、非我のものを無限、浄、楽、真我であると思うことである。

ANITYASUCHI DUHKHANATMASU NITYA SUCHI SUKHATMAKHYATIR AVIDYA.

　つまり、現実的な物質的精神的世界に永遠不滅なるものは存在しないにもかかわらず、我々はついつい目の前にあるものが今後も継続してそこに存在すると錯覚しやすいのである。このような錯覚を無智と呼ぶ。このことからすると、現実世界における対象にいくら執着しても、いずれは変化してしまう。たとえ個人がある対象を所有し支配したと思っても、それらは単に一過性の事象でしかなく、すべてはいずれ露幻の如く変化していってしまい、最終的には所有も支配もできないのである。上記『ヨーガ・スートラ』の言葉は、このようなことを示している。

　このような考え方を理智の修正によって身につけていくことを、ヨーガ療法では目指している。そのための種まきを、理智の修正に向けての理智教育段階から進めていくことで、スムーズにステップを踏むことができるだろう。

苦しみは執着から生じる

　理智の修正に向けての理智教育で特に重要となるのは、現在の苦しみを作り出しているのは実は外側の対象が問題なのではなく、自身の執着によって作り出していることに気づくことである。ラザラスとフォルクマンの言説も、これに通じている。すなわち、自身のとらえ方がストレスや苦しみに影響を与えるのである。

　『バガヴァッド・ギーター』第2章62、63節（木村慧心訳，2008）には、次

のように記載されている。

> 人が感覚器官の対象物を思う時、それらに対する執着が生ずる。この執着から情欲(カーマ)が生じ、情欲から怒り(クロダ)が生ずるのだ。
> DHYAAYATO VISHAYAAN PUMSAH SANGAS TESHUPAJAAYATE;
> SANGAAT SANJAAYATE KAAMAH KAAMAAT KRODHO'BHIJAAYATE.
> 怒りから迷妄が生じ、迷妄から記憶の混乱が生ずる。記憶の混乱から理智の働きが喪失し、理智の働きの喪失から人は破滅するのだ。
> KRODHAAD BHAVATI SAMMOHAH SAMMOHAAT SMRITI VIBHRAMAH;
> SMRITIBHRAMSHAAD BUDDHINAASHO BUDDHINAASHAAT PRANASHYATI.

　つまり、外界の対象に対する自身の欲への執着によって、まだ訪れていない未来や、過ぎ去って今はない過去や、想像でしかない他者の心の内に自ら意識を向け過ぎてしまう。すると、自身の心の内で妄想的ともいえる迷妄(マーヤー)を作り上げ、そこから過去の記憶痕跡の中で関連する記憶情報を引き出し、そこから過去の出来事に対するネガティブな意味づけを再度行いつつ、現在の状況についての理智の誤りと歪みによる判断を上積みしていくこととなる。そして、いつの間にかまだ来ていない未来をネガティブに断定してしまい、現状にそぐわない判断や対応を行うことによって現実的な悪循環を強め、最終的に状況が悪化して破綻に至りやすくなるのである。要するに個人の苦しみは、対象がどうであれその個人自身の欲への執着が作り出していることとなる。

　これを理解する上で実習者は当初抵抗することがあるが、現実のストレス場面を丁寧に見ていくと、やはり自身の欲や執着があることに気づかざるを得ないものである。しかし、どうしても責任転嫁をしつつ他罰的な態度で被害者のポジションを選びたい場合は、自身の欲と執着を見ないようにしてしまう。この場

合、深追いは避けることが必要である。深追いするとドロップアウトにつながってしまうからである。しかし、セラピストがそのような態度を肯定し受け入れてしまうと、実習者の被害者的受け身的態度を強めてしまいかねない。認めはするが、受け入れることは避けておく。

状況依存と受け身的態度からの脱却の必要性

現代アドラー心理学を1980年代に日本に初めて導入した野田俊作は、神経症者の基本的な心理的構えを「悪いあの人」「かわいそうな私」と示している（野田俊作、1991）。目的論的には、神経症者はこの「悪いあの人」「かわいそうな私」を証明するための行動を形成し、社会から離れていようとする。つまり、責任転嫁を目的とした自己欺瞞（self-deception）的行動をとるのである。ところが、「悪いあの人」と言ったとたん、相手に自分の心を支配されてしまうのである。つまり、相手の言動しだいで自分の心の安定が左右されるのである。ひいては、自分の心の安定を相手に作って欲しいという欲がそこには存在するのである。これは、「状況依存（context-dependent）」といわれている。実験心理学では、記憶の再生が状況や文脈において影響を受けるということや、マーケティングでは選好の状況依存性ということで商品選択が状況によって影響を受けるということを示している。

臨床において問題となるのは、先述したようにこの状況依存の裏には、相手に変わって欲しい、相手に自分の幸せを作って欲しいという欲が介在していることである。すなわち、「私の不幸せな状態はあなたのせいで作り出されている」「私が怒るのはあなたのせいだ」「私の性格がこのようになったのはあなたのせいだ」といったように相手の言動に自分の状態の原因を求めてしまうのである。これは裏を返すと、「私の心の状態はあなたの言動に支配されています」「私の幸せはあなたしだいです」ということを意味している。つまり、自身の受動的立場を自ら作り出しており、環境側に自分の幸せのスイッチを明け渡していることに相当する。特に米国のソーシャルワーカー、クラウディア・ブラッ

ク(Claudia Black)が提唱した、アルコール中毒の親の元で虐待を受けた子供のトラウマに関するアダルトチルドレン理論に完全依拠する患者らは、心的に親の支配下に常時置かれていることとなる。ところがこのような立場を取り続けている限り、全ては親のせいであり自身の力では自身の心の安定は作り出せない、という受動的立場を自らが選択してしまうこととなる。つまり、相手が変わってくれない限り自分は幸せになれないという論理の中で暮らすこととなり、受動的消極的人生を送り続けることとなる。それだけではなく、親に対する攻撃を仕掛けることが頻発するためますます関係は悪化し、被害者的立場は強固なものとなり、自己努力での改善を放棄していくこととなってしまい、さらに不幸な感覚を強めていくことになりやすい。また、この論理の中では親だけでなく環境側に責任転嫁をしやすくなるため、ことごとく他の環境要因にも責任転嫁を始めてしまいかねず、「まったく自分ではどうしようもない」という錯覚を助長してしまいかねない。まさに、不幸の上塗りを自分自身で率先して行っていることとなり、ますます環境側に心を明け渡して支配されていくのである。

　ヨーガ療法は、実習者がこのような状況依存から抜け出し、自己努力で自身の心の安定を作り出せるように援助していくことを目標とする。すなわち、実習者が独存位へ向かって歩めるように援助していくのである。

　この方向と一致する心理学としては、全ては個人が選択決断しているという実存主義(existentialism)的立場をとるアドラー心理学をその筆頭に挙げることができる。その他、第2次大戦時のアウシュビッツの強制収容所を生き抜いて、人生の意味づけは自身が行っていくものだとする実存分析(Logo Therapy)を提唱するヴィクトール・フランクル(Viktor E. Frankl, 1947)や、同じく強制収容所を生き抜いた体験者の研究調査から導き出した「把握可能感(comprehensibility)」「処理可能感(manageability)」「有意味感(meaningfulness)」の3要因で構成される「首尾一貫感覚尺度SOC(sense of coherence)」を作成し健康生成論(Salutogenesis)を展開したアーロン・アントノフスキー(Aaron Antonovsky, 1987)も、同様に個人の能動的積極的立

場を取っている。すなわちトラウマ体験があったとしても、それへの対処の仕方によってその後の生き方が変わるのである。環境側の相手や状況に決定されるのではなく、自身の自己努力と自己決断と自己責任において、環境要因に支配されることなくより健康な心で生きていくことが可能なのだということを、これら諸理論とその実践は示している。

　ヨーガ療法は理智教育の中で、実習者がこのような状況依存的で受動的態度から脱却し、自己努力による独存位の状態、すなわち周囲の環境にかかわらず心の平安を自らが自身の手で作り出していく必要性を示し、またそのための手段を提示していくのである。つまり、ヨーガ療法では「今ここで私にできること」を実習者が自ら探しつつそれを実践していけるように、セラピストが実習者を常に勇気づけ（encouraging）ていくのである。この必要性を実習者が納得したときヨーガ療法の効果は相当程度増すこととなり、また理智の修正に向けて実習者は進み始めるだろう。

平安の境地に達するには

　実習者が、苦しみやストレスを自身の理智が作り出し増悪させていることを納得したとしても、それに対してどのように対処していけばいいのかがわからないと、実習者の勇気がくじかれてしまいかねない。次に必要な理智教育は、心理的安定のために必要な方向を共有していくための内容である。その方向は、『バガヴァッド・ギーター』第2章64、65節（木村慧心訳, 2008）に示されている。

> 感覚器官の対象物への愛憎を離れ、諸々の感覚器官の働きを制御し自己を制した人物は、感覚器官の対象物の中にあっても平安の境地に達するのだ。
> RAAGADWESHA VIYUKTAISTU VISHAYAANINDRIYAISHCHARAN;
> AATMAVASHYAIR VIDHEYAATMAA PRASAADAMADHIGACCHATI.

平安なる境地においてその者のすべての苦脳は消滅する。というのも、平安なる境地にある者の理智は直ちに不動となるからである。
PRASAADE SARVADUHKHAANAAM HAANIR ASYOPAJAAYATE;
PRASANNACHETASO HYAASHU BUDDHIH PARYAVATISHTHATE.

約2300年前に記されたカタ・ウパニシャッド（KATHA UPANISHAD）には、感覚器官として五つの知的感覚器官（目、耳、鼻、舌、皮膚）と、五つの運動感覚器官（手、脚、排泄、生殖、発話）の合計10個の感覚器官が規定されている。これらを10頭の馬と見立てて、手綱であるマナス、この手綱を持って馬を制御する御者である理智、その後ろに座る真我であるアートマン、これらを乗せている肉体としての馬車、というように見立てた人間理解のための馬車説（Chariot Theory）がある（木村慧心，2015）。そして上記の内容は、まさにこの10頭の馬を理智がマナスによって十分制御できたとき、心は平安になると示されている。以上のことを、『カタ・ウパニシャッド』第3章（木村慧心・鎌田穣，2014）には、次のように記載されている。

3節：真我（アートマン）は車中の主人と知れ、身体（シャリーラ）は車両、理智（ブッディ）は御者、意思（マナス）は手綱と知れ。
ātmānaguṁ rathinaṁ viddhi śarīraguṁ ratham eva tu |
buddhiṁ tu sārāthiṁ viddhi manaḥ pragraham eva ca
4節：諸感覚器官は馬たちであり、感覚器官の対象物が道である。真我と感覚器官と意思がひとつとなったものを、賢者享受者（ボークタ）と呼ぶ。
indriyāṇi hayān āhur viṣayāṁs teṣu gocarān |
ātmendriya-mano-yuktaṁ bhoktetyāhur manīṣiṇah
5節：もしも、その者の意思が落ち着きがなく、正しい判断力によって制御されていないと、その者の諸感覚器官は、悍馬の御者に対するが如く

に、制御できなくなる。

yastu avijñānavān bhavaty ayuktena manasā sadā |
tasyendriyāṇy avaśyāni duṣṭāśvā iva sāratheḥ

6節：しかし、その者の意思が常に落ち着いており、正しい判断力によって制御されていれば、その者の諸感覚器官は、良馬の御者に対するが如くに、制御できるようになる。

yas tu vijñānavān bhavati, yuktena manasā sadā, tasyendriyāṇi vaśyāni sadaśvā iva sāratheḥ.

　これら感覚器官を自己制御していくために最も重要なことは、理智の正しい判断力を作り上げることだと上述されている。すなわち、理智の歪みや誤りの修正が必要なのである。実際には、自身が己の欲に執着していることを自覚していくことである。その理智による執着によって、理智が感覚器官を対象に向けてしまい、感覚器官の制御が弱まってしまうのである。これについては後述する。

　感覚器官を自己制御していく上でも、また理智の修正を行っていく上でも必要となるのは客観視である。未だ来ぬ未来の内容は、現時点では単に想像の産物でしかなく幻のマーヤーに過ぎない。ある時点で生じた過去の出来事はその時点では実際にあったのだが、今ここにおいてその出来事は過ぎ去っており単に記憶痕跡のみが残存している。つまり、過去の出来事は今ここでは単なる記憶情報に過ぎず、頭の中だけで作り出しているイメージのマーヤーに過ぎないのである。他者の心の内は直接その人に確認する以外わからないため、確認なく想像しているときは単に頭の中だけのマーヤーでしかなく、そこから大きな予測外れを導き出しているかもしれない。客観視を身につけることによって、未来は想像で幻、過去は過ぎ去って今ここにはないただの記憶痕跡で、その記憶痕跡によって思い出しているのは単にイメージであり幻、他者の心の内も想像でしかない幻、ということを冷静に観察することが可能となる。

そして、今ここにあるものはあり、ないものはないことを自覚していくと、その場で臨機応変に冷静に対応する態度を養えるようになり、環境側から乱されることがなくなっていくのである。こうなるためには、いかなる時も客観視を学ぶ必要がある。

このような平安への道筋を理智教育することによって、実習者は理智の修正に向けての動機づけをさらに強めていくだろう。

執着・こだわりのポイント

前節で示したように、諸感覚器官を自己制御していくために最も重要なことは、理智の正しい判断力を作り上げることである。そこでは理智における歪みや誤りの修正が必要で、実際には自身が己の欲に執着していることを自覚していき、その執着を手放していくことが目標となる。

この点がまさに理智の修正の中核となり、この作業の合意を取りつけていくことがヨーガ療法を深めていくことに直結するのである。つまり前述したように、ストレスや苦しみを作り出すのは自分自身の理智の誤りや歪みからであり、逆に心の平安を作り出せるのは自己努力による理智の修正でしかないということを合意させていく。さらに、そのためには客観視を身につける必要があるという理智教育を行うことによって、実習者の理智の修正に向けたモチベーションを高めていくのである。

次に必要となる理智教育内容は、執着しこだわるポイントは個々人によって異なっているため、実習者自身が執着しこだわっているポイントを自覚していく作業が必要であるという内容である。このような個々人特有の執着あるいはこだわりのポイントは、その個人の理智の特徴となる。

この理智の特徴は、その個人がつい手に入れようとするポイントと、つい避けたがるポイントになる。前者を「幸せの条件」、後者を「不幸せの条件」ともいう。『ヨーガ・スートラ』第2章3節（木村慧心,2011）に規定されている五つの煩悩としては、3番目4番目に位置する「愛着（RAGA）」すなわち欲しがる

欲と、「憎悪（DVESHA）」すなわち嫌がる欲に相当する。つい欲しがる対象とつい避けたがる対象である。通常、これらに対して無自覚に手を出そうとし、回避しようとする。

理智の修正においては、まずこれら理智の特徴に対して自己理解を深める作業を行っていくのであり、これは後に詳述する。

執着・こだわりのポイントの例

個人が執着しこだわるポイントの例を挙げると、次のようなものがある。ただし、あくまでも実習者個人が内的にこだわり執着しているポイントであるため、実際には多くのバリエーションがあり、実習者自身が納得するものでなければ意味がない。また、最初からこのポイントが固定してあるというのではなく、セラピストとの対話の中で次第に具体化し明確になっていく。そのために、実際にはこのこだわりのポイントとなるキーワードを実習者とセラピストで作り出していくこととなる。

- ▶ 無智……親はいつまでも元気でいる、ずっとNEETでいられる、家族は死なない等
- ▶ 自我意識……私が一番大事、私は他者とは違う、私は特別等
- ▶ 愛着……欲しがる心、好かれたい、喜ばせたい、1番が命、色・金・プライド、快楽、安定、支配、正義、フェア等
- ▶ 憎悪……嫌がる心、嫌われたくない、ばかにされたくない、支配されたくない、無駄はいや、負けたくない等
- ▶ 生命欲……死にたくない

これらポイントはほぼ全員が有しているようなものであるのだが、個人によって最優先するポイントが異なっている。理智の修正を行うには、これら執着のポイントを実習者が自己理解し、さらにその執着を手放していくための援助を

行っていくのである。このようなプロセスを前もって実習者に示し、理智の修正を行っていくためのモチベーションを高めていくのである。

　次章では、理智の修正のプロセスを解説していく。

まとめ 第5章 理智の修正に向けた理智教育

一般的なストレス対処についての理智教育を実施しつつ、
<u>理智の修正の必要性</u>について種まきをしていく

理智の修正に向けた理智教育

① **ストレス**に関する理智教育
　⇒ 医学的知見の広まりから、<u>最初にストレスに関する理智教育を行うことが有効</u>である。

② すべては**無智**から生じる
　⇒ 最終的な理智の修正とは、この<u>無智からの脱却</u>である。

③ 苦しみは**執着**から生じる
　⇒ 苦しみを作り出しているのは、実は外側の対象が問題なのではなく、<u>自身の執着によって作り出していることに気づくこと</u>。

④ **状況依存**と**受け身的態度**からの脱却の必要性
　⇒ ヨーガ療法は、実習者が<u>状況依存から抜け出し、自己努力で自身の心の安定を作り出せるように援助していく</u>ことを目標とする。

⑤ **平安の境地**に達するには
　⇒<u>自身が己の欲に執着していることを自覚していくこと</u>。
　　自己制御と理智の修正で必要となるのは<u>客観視</u>。

⑥ 執着、こだわりのポイントを**自己理解**する必要性
　⇒ 執着しこだわるポイントは<u>個々人によって異なっている</u>ため、<u>実習者自身がそのポイントを自覚していく作業が必要である</u>。

※ セラピーは実習者や患者側のニーズに沿ったものしか提供できないため、**できるところから理智教育を導入**していく

第6章
理智の修正

　前章では、ヨーガ療法の中核である理智の修正の必要性とその概要に関する理智教育を行いつつ、理智の修正のためのモチベーション開発の重要性について解説した。すなわち、苦しみやストレスは自身の我欲へのこだわりと執着から作り出しており、個人の理智のあり方で増減させているということを理智教育し、その上で、苦しみからの解放とストレス緩和のためには、個人の理智の特徴である理智の誤りと理智の歪みについて自己理解し、そこでの執着を手放していく必要があるという内容を理智教育した。このような理智の修正に向けてのモチベーション開発を行い、理智を修正していくために取り組んでいくことを実習者とセラピストの間で合意させた上で、理智の修正のプロセスを歩んでいくこととなる。本章では、そのプロセスについて解説する。

第6章　理智の修正

1. 自己理解の目的

　ヨーガ療法の目的の一つは、実習者が陥っている理智の誤りや理智の歪みを自己努力によって自己理解し、そこに生じている我欲への執着から脱却し、最終的には無執着の行動を身につけられるように、すなわち「カルマ・ヨーガ（KARMA YOGA）」を実践できるように援助することである。なおカルマ・ヨーガとは、我欲から離れ無執着の中で行動することによって解脱していくヨーガで、4大ヨーガの一つである（スワミ・ヴィヴェーカーナンダ Swami Vivekananda, 1896）。

　前章でも示したように、苦しみやストレスは自身の我欲への執着から作り出しているのであって、つまるところ外部のストレッサーの問題ではないのである。そのため執着からの脱却には、まず無自覚で行っている自身の我欲への執着とこだわりについての自己理解が必須である。ただし、このこだわりも実習者自身が作り出している思い込みでしかなく、固定したものではない。そのため自己理解していくということは、先にある固定したこだわりを探し出すというのではなく、セラピストと共に実習者が無自覚でついとらわれてしまうこだわりのポイントにキーワードを付与していき、そのこだわりのポイントを実習者とセラピストが共有していくという作業である。つまりそのようなキーワードを作り出すことによって、実習者自身が我欲への執着に対して対処が可能となるのである。

　このように自身がついつい陥ってしまう執着のポイントを理解できると、次にはその執着を手放していくこととなる。しかし、手放せばいいということは理解できても、実際に手放すためには手放した後にどのように行動していけばいいのかという代替案（alternative ways）が必要となる。ヨーガ療法としては、カルマ・ヨーガである無執着の行動を代替案として作り出していくことを目標とする。その具体的な解決像は個人によって異なっており、その解決像の工夫を援助していくことが具体的なプロセスとなっていくだろう。なお、自身の執着とこだわりの入り口であるポイントについて気づけば、瞑想につなげて、さらに歓喜鞘にお

けるチッタの記憶の意味づけの修正が可能になる。

　このように、実習者が自身のこだわりのポイントを自己理解していく目的は、自身が無自覚でついついこだわってしまう行動を理解し、そのこだわりを手放して苦しみから自身を解放し、ストレス・マネージメントを行っていくためなのである。

2. 理智の修正のプロセス

理智の修正を行っていくためには、次のプロセスが必要となる。
1. 苦しみ、ストレスは己の執着・こだわりから自分自身で作り出していることに気づく。
2. 己が執着しているポイントについて自己理解する「執着・こだわりの分析」を行っていく。
3. 執着することの無意味さに気づいていく。
4. 執着から離れた代替案を作り出していき、執着を手放した分、開放されることを体験する。
5. その代替案を実行し体験し気づきを深め、新たな理智を定着させていく。

自覚の段階

　苦しみとストレスは自分が作り出していることについては、前章の理智教育で行っている内容である。この内容を実習者が日常場面で行っていることを理解していくための援助が必要である。ヨーガ療法ダルシャナでは、日常のストレス場面のエピソードを聴き、その中で実習者がどのように考え（思考）、どのような感情を作り出し（感情）、どのような行為を行ったか（行為）を詳細に「聴かせていただく」。これはあくまでも、聞き出し引き出すのではない。聞き出そうあるいは引き出そうとするのは、セラピスト側の支配的関わりであり誘導となってし

まいかねない。そうではなく、実習者が自ら語り提示する内容を「聴かせていただく」という姿勢が必要であり、この作業はまさに実習者とセラピストの協働作業なのである。その中で実習者が自らの欲である我欲に気づき、その我欲に執着していることを自覚していき、その執着によって苦しみやストレスを作り出していることを理解していけるように援助していくのである。

「執着・こだわりの分析」の段階

「執着・こだわりの分析」は、実習者がその苦しみやストレスを作り出すきっかけとなる実習者特有の執着のポイント、すなわち理智の特徴について具体的に自己理解していく援助である。実際には、実習者がついつい手を出してしまう「幸せの条件」と、ついつい回避しようとする「不幸せの条件」について探索していくこととなる。そこで執着のポイントとなるキーワードを実習者とセラピストで協働しつつ同定していくのである。ただし、このキーワードが最初からあるわけではなく、実習者の行動原理となるキーワードを作り出していくのである。この作業を「執着・こだわりの分析」と呼んでいる。これについては後述するが、理智の修正に関するヨーガ療法ダルシャナにとって最も中核となる作業である。

無意味さを自覚する段階

先に共有した理智の特徴である「幸せの条件」と「不幸せの条件」に執着することの無意味さに気づいていくためには、そのこだわりによって手に入るものは何か、失うものは何か、たとえ手に入ってもあるいは失っても、その後どれほどそれら結果が持続するのか、さらに永遠に続くものではないものに執着してもいずれは失っていくしかないことを検討していく。これによって、有限なるものへの執着がいかに無駄であるのかを気づいていけるように援助するのである。

執着を手放す代替案を体験する段階

　先の条件への執着を手放した分、開放されることを体験するためには、現実場面で以前とは異なる展開を体験できるような工夫を必要とする。一つの方法は、ダルシャナの中で先ほどのエピソードを利用して執着を手放したときの行動をシミュレーションしていくのである。一つは、執着を手放した理想の人格になったとして振る舞うという代替案を作り、シミュレーションしていくのである。その中で、無執着からの解放を体験していけるように援助していくのである。これについては、次章の解決構成モデルで詳述する。

新たな理智を定着させる段階

　最後に、その代替案を日常生活の中で実行し体験し、気づきを深めて新たな理智を定着させていく段階になる。ダルシャナの中で前項のシミュレーションを行い、その中で執着を手放すことでの解放を実習者に体験してもらうのだが、ここではその代替案を日常生活の中で実践してもらい、そこでのストレス軽減を実際に体験してもらう。その体験を次回のダルシャナの中で言語化し、そこでの体験から得た新たな認知を定着できるように援助するのである。この言語化された認知は、実習者の行動に関する新たな法則となっていくだろう。この法則ができることによって、その後の日常生活のあり方が変わっていくだろう。つまり、無自覚で執着しているポイントに気づくことで日常のトラブルや感情的行動を引き起こすきっかけを見つけることが可能となり、つい陥ってしまう落とし穴に陥ることを防止できるようになる。また、陥ってる最中であっても、その陥っていること自体を客観視できると、それ以上落ちることなくそこから抜け出すことが可能となる。このようになるためには、日常生活の中での気づきが必須となるのである。

3. ヨーガ療法ダルシャナのプロセスとヴェーダ瞑想のプロセスにおける共通点

　前節における理智の修正に向けたダルシャナ・プロセスは、伝統的ヨーガにおけるヴェーダ瞑想の4段階プロセスと共通している（鎌田・色部，2016）。古の時代から行われている瞑想の手続きは、『ブリハド・アーラニャカ・ウパニシャッド（BRIHAD-ARANYAKA UPANISHAD）』の中で次のように記載されている。「アートマンは、マイトレーイーよ、知られるべきである。それについて聞き、熟考し、瞑想しなさい。聴聞、熟考、瞑想によってアートマンを知ることによって、最愛の者よ、人は万物を知ることとなる（日本ヴェーダーンタ協会、2009）。」木村は、これについて次のように記している。「西暦前2～3千年には成立していたともいわれているウパニシャッド聖典の中でも最も古い大部であるこのブリハド・アーラニャカ・ウパニシャッド中にはすでに以下の瞑想技法が紹介されている。即ち、①シュラヴァナ／聴聞、②マナナ／熟考、③ニディディヤーサナ／日常での瞑想であり、その後に④としての悟り（ギャーナ）が予定されている。こうしてヨーガ行者たちは古来、この世の真理を、これら4段階を介して悟っていったのである（木村・鎌田，2014）。」聴聞とは師匠からの教えを聞くことで、古からの智慧について聞くことである。それにもとづいて自身の過去記憶を利用しながら熟考し、そこで得られた気づきを日常の中で点検していくことによって、真理を悟るギャーナの段階に至るという4段階である。この瞑想方法を、木村は「ヴェーダ瞑想（Vedic Meditation）」と呼んでいる。

　筆者がこれまでの臨床で依拠してきた現代心理療法理論と技法は、アドラー心理学（Adlerian Psychology, Individual Psychology）と催眠（hypnosis）である。それゆえ、筆者が提示するダルシャナ技法はアドレリアン・カウンセリング（Adlerian Counseling）と催眠が中心となっている。そこでのカウンセリング・プロセスは、Ⅰ.信頼関係樹立、Ⅱ.情報収集、Ⅲ.目標の一致、Ⅳ.解釈と正対、Ⅴ.再教育という流れとなっている（鎌田、1989）。ただし、信頼関係樹立、情

報収集とアセスメント、インフォームドコンセントというプロセスは、あらゆる学派の心理療法においても同様のプロセスといえる。

そしてこの一連のプロセスは、まさに心理療法的なヨーガ療法のプロセスそのものといえる。つまり、ヨーガ療法の最終目標である全人的な(holistic)完全なる健康を形成する上で必須となる理智の修正を含むプロセスと同じプロセスといえる。心理療法的なヨーガ療法のプロセスは、Ⅰ.信頼関係の樹立(これ無くしてセラピーは成功しない)、Ⅱ.情報収集を行いつつ五蔵説アセスメント、Ⅲ.インフォームドコンセント、という一連のプロセスを経て、実習者とヨーガ療法士との間で何についてどう扱っていくかを契約して実習に移る。その後の座法、呼吸法、瞑想法への直接的指示的指導であるヨーガ療法インストラクション(YTI)によるプロセスのみで、食物鞘、生気鞘、意思鞘での対応は十分可能となり、健康度の高い実習者の場合、積極的な自己点検から理智の修正に至ることも可能だろう。

しかし、理智鞘と歓喜鞘になるとこれだけでは不十分であることが多い。また、健康度が低い神経症者や心身症患者の場合にも不十分となるだろう。前述したように、苦しみすなわちストレスを作り出している実習者個人の執着とこだわりのポイントである理智の特徴を自覚し、伝統的ヨーガの智慧を新たに学ぶことからその執着を手放し、理智の修正を行い、新たな行動を形成していくための援助が必要となってくる。そのために、Ⅳ.理智の特徴を自覚するための解釈と正対、Ⅴ.新たな行動形成、端的には無執着の行動形成に必要な伝統的ヨーガの智慧の再教育、という一連のプロセスが必要になる。

この理智の修正を行っていく各回のプロセスは、①ヨーガ療法ダルシャナの場面で実習者の困りごとをヨーガ療法士が共有し、そこでの執着とこだわりのポイントの解釈と正対を行いつつ自己洞察のきっかけを与えていく。その場合、執着とこだわりである自身の理智の特徴が自身の苦しみとストレスを作り出しているということを理智教育し(シュラヴァナ)、また伝統的ヨーガの智慧についても投入しつつ(シュラヴァナ)、自身の内省への動機づけを行っていく。

第6章　理智の修正

②セッションの中でその理智教育内容にもとづく実習者の内省を促進し、実習者自身が自己洞察を行っていく（マナナ）。③セッション内での洞察内容を現実の日常生活内でも内省するような課題を出し、日常での自己洞察を促進させ、気づきを導き出す（ニディディヤーサナ）。④次回のセッション内で、その気づきを言語化して行動原理としての法則を導き出すことによって定着させ、理智を修正していく（ギャーナ）。この4段階のプロセスは、まさにヴェーダ瞑想のプロセスと同一であるといえる。

　このヴェーダ瞑想のみならずギャーナに至るためには、知識と体験と言語化の3点が必要である。知識がなければ、いくら体験してもその体験を理解することができない。知識だけあっても、それはただの物知りでしかなく、日常生活を変革していく力にはならない。知識と体験がそろってこそ、智慧になり得るのである。その上で、この知識と体験が結びついた後に言語化作業を必要とする。言語化は他者に対して相手が理解できるように話すことや、読者に理解できるように文章化していくことである。相手に理解されるためには、因果関係を明確にしつつロジックを明確にしていく必要がある。その時、言葉による法則が確立され、知識と体験が結びついた法則になり、他の場面でも応用が可能となっていくのである。ここまできて、智慧になるのだといえる。知識と体験だけあっても、他者が理解できるように言語化して的確に説明できないものは、実は身についていないのであり、智慧にはなっていないのである。ヴェーダ瞑想はその点で優れており、シュラヴァナで知識が入り、マナナとニディディヤーサナで体験できる。しかし、このままではギャーナには至れない。その体験を、他者が理解できるように言語化していく作業が必要なのである。これが、ヨーガ療法ダルシャナの大きな役割の一つといえる。伝統的には師匠がその役割を取っており、ヨーガ療法ではセラピストがその役割を担うのである。

4. 理智の修正における注意点

　以上のような理智の修正を行っていく上で、注意しておかねばならない点がある。
　　1　合意なく行うとドロップアウトにつながりやすい
　　2　1回で終わることは稀で、年単位になることもある
　　3　精神的健康度が低い神経症圏の患者には、きわめて慎重に行うこと
　　4　トラウマなどを刺激して精神的混乱に至らせるのはセラピストの責任
　　5　認知機能が極度に低い精神病患者には、ほとんど禁忌となる

ドロップアウトの危険

　一般教室のヨーガ療法に訪れる実習者は、多くの場合、身体面での健康増進や美容といった目的で訪れる場合が多い。一方で、Matsushita,T.& Oka,T.（2015）が調査したヨーガの有害事象に関する研究では、対象とされた2508人のヨーガ実習者の53.5％が慢性疾患を有し、42.3％が治療中であるということが判明した。すなわち、ヨーガ療法の教室に訪れている実習者の過半数は、身体的心理的問題を抱えていることが認められたのである。しかしながら、これらの実習者であっても、通常、ヨーガを行う目的は身体的精神的健康が中心となりやすい。もっとも、心が乱れていることから瞑想で心を落ち着けたい、という目的をインテーク時から述べる場合もあるだろう。しかしながら、ここでの心の乱れを改善し心を落ち着けるという目標があったとしても、感情的動揺を落ち着けるといった表面的目標に過ぎないであろう。それゆえ、理智の修正までがヨーガ療法の目標であることを当初から示しても、実習者の側にそのニーズがなければ実習者は関心を示さないと思われる。それゆえ、前章における理智の修正に向けた合意を取り付けていく必要があるのである。

相応の時間が必要

　理智の特徴に接近し、こだわりと執着のキーワードを探索していくが、1回で全ての人生の出来事を一本の線で結びつけるようなキーワードを同定し、理智の修正作業を終わることは稀である。表面的な特徴に関するキーワードを実習者自身が自覚していくことは容易であるのだが、先述したように人生の出来事を一本の線で結び付けられるようなキーワードを作り出していくためには時間を要することもしばしばである。年単位になる場合もあるぐらいだ。それゆえ、経験不足のセラピストは焦って強引にキーワードを特定し、実習者にそれを押しつけてしまうことも度々である。このような場合、実習者はセラピストへのリップサービスとして受け入れたように振る舞うが、次回のセッションで確認するとほとんど覚えていないことが多い。実習者が自身で見つけ出した感覚を得るためには、セラピストとの協働作業の中でいくつかのキーワードを作り出し、その中で的確に特徴を表現できるようなキーワードを同定し、セラピスト共に合意していくことが必要である。そのように自覚できたキーワードは、その後、実習者自身が様々な場面で参照し振り返るきっかけを作り出せるようになるであろう。

　通常、執着・こだわりの分析のグループワークを行った場合、極めて表面的な事象に対する表現をこだわりのキーワードとして誤解することが多い。また、執着とこだわりのポイントとして幼少期の出来事が全ての発端であった、というようなトラウマ解釈として誤解することも多い。キーワードとは、あくまでも表面的イベントに共通している理智の特徴を示す言葉なのである。事象そのものなのではない。このような事象をこだわりのポイントとするのは、単なる誤解である。

　以上のようなことから、理智における執着しこだわっているポイントがあることを理解し、そのポイントを表すキーワードを自覚していくためには相応の時間を必要とするものであり、場合によっては年単位を必要とすることもある。むしろ数年におよぶセッションにおいて、このキーワードを理解したことによって終結す

る事例もあるぐらいである。

神経症圏の患者への対応

　精神的健康度が低い神経症圏の患者は、執着する度合いが極めて強い。逆にいえば、執着が強すぎるために神経症症状を呈するようになったのである。そしてその症状を理由に、神経症者は自らの人生の中で取り組んでいく必要のある課題を回避しようとするのである。目的論的に考えると、課題回避を目的としてそのような症状をわざわざ作り出すのである。当然、課題回避への執着が強いほど強力な症状を作り上げるだろう。アドラー心理学では、このような症状を利用して課題を回避しようとする無自覚的な作戦行動を劣等コンプレックス（inferiority complex）と呼ぶ。

　そのような状態にいる神経症者が自らの歪んだ理智の修正を行っていく場合、神経症者の人生に対する基本的な構えを崩壊に導くことがある。そうなると神経症者は、自身がそれ以後の暮らし方を予想し乗り越える術がない段階では、混乱することも生じ得るだろう。そしてその混乱を無自覚的ながらも利用して、既存の予測可能な図式にしがみつこうとする。たとえその図式が不便であり、またその図式のために生きにくくなっているのがわかっていたとしても、結末の予測が可能であるためにしがみつくのである。もっとも、その結末の予測自体が錯覚でしかないのだが、結局のところその図式にしがみつくのである。これを、アドラー心理学では自己欺瞞（self-deception）と呼ぶ。

　このような無自覚的行動に出ているとき、セラピストが無配慮に介入してその図式を崩壊させようとすると、セラピストの介入から身を守るために症状を増悪させることやセラピストへの非難を行うこともしばしばで、そこから関係悪化を作り出しかねない。これを、心理療法では抵抗（resistance）とよぶ。

　このような抵抗を回避するためには、執着・こだわりの分析を慎重に行う必要がある。すなわち分析を進めていく上で、中核的なキーワードに達することをセラピストが焦らず、実習者のペースに合わせてゆっくりと行っていく必要が

ある。

トラウマには注意

　上記に関連して、実習者のトラウマ（trauma）などを刺激して精神的混乱に至らせるのはセラピストの責任となる。介入による病状悪化に対してはセラピストの責任を問われることとなり、場合によっては訴訟対象になることも覚悟しなければならないだろう。理智の修正はそれほど深いレベルでの介入であり、歓喜鞘における記憶への意味づけも扱っていくので、これまで実習者が回避し続けてきた部分を直接触り、実習者が不合理ながらも現状を保つために行ってきた方略を崩壊に導いていくことになりかねない。それゆえ、実習者側の反応を丁寧に観察しつつ、それらの抵抗に対処しつつ、混乱に至らない程度の介入に留めておくことを心がけておく必要がある。

精神病圏の患者への対応

　精神病圏の患者は認知機能が極度に低下しており、このような理智的アプローチをとることをきっかけに妄想幻覚を再燃させやすくなる。大うつ病性障害にしても統合失調症にしても、理智の特徴が極端に出やすくなるため、不用意な介入を行うことによって大きな痛手を与えることになりかねない。そのような痛手を与えることはセラピスト側の責任となり得るので、訴訟を覚悟する必要がある。そのため、精神病圏の患者へのこのような理智的アプローチは、基本的には禁忌である。

5. 理智の修正を援助する前に必要なセラピスト自身の理智の修正体験

　実習者の理智の修正を援助する上で重要なことは、まずセラピスト自身が自分の理智の修正を体験しておくことである。セラピストは、自分自身が体験して

身につけたものだけをクライアントに伝えることが可能となり、理智の修正についてもセラピスト自身が修正体験をしていない限り、実習者の理智の修正を援助することは不可能である。そもそも理智の修正とは何か、そして修正していくプロセスはどのようなものか、プロセスの中でどのような危険があるのか、修正された後はどのような感覚となっていくのか、また世界との付き合い方がどのようになっていくのか、といったことについて自らが体験していない限り、実習者の体験を理解しつつ理智の修正を援助していくことは不可能である。実習者の体験を理解することは、自身の体験との比較検討を行っていく中でしかできないのである。

　しかしながら、セラピストはこれまでの自己修行経験の中で自分自身で理智を修正したつもりになっていることが多いのだが、実際にはそこまで自己理解が深まっていないことが多々見られる。瞑想体験においても、集団の中において一人で行ったままその体験を師匠に言語化してシェアせずに終わっていると、智慧すなわちギャーナに至らず、そこから深まることがなく、いつまでたっても変化しにくいままとなる。瞑想体験は師匠に言語化してシェアし、師匠からのコメントや課題を与えられることによって、さらに深めることが可能となるのである。これは伝統的ヨーガでダルシャナ（darshana）と呼ばれており、まさに師匠によるカウンセリングそのものであった。そのような中で理智の修正が行われ自身の人格の変容を体験した程度にまでは、実習者の理智の修正体験を理解できるようになり、次のステップについての援助が可能となるのである。

　また、これらが智慧となるためには、師匠との対話のみならずセラピスト自身の理智の修正体験を日常の中で持続させていくことが必要とされる。一旦理智が修正されたとしても旧来の理智の特徴は温存されているために、その修正努力から手を引いたとたん旧来の理智の特徴に戻ってしまいかねない。それゆえ、理智の修正体験を持続させていくためには、日常の中で常に自身のこだわりと執着のポイントについて自己点検する必要がある。特に感情的になった場面を利用し、その感情の目的を探索し、相手への要求すなわち自身の欲につい

第6章　理智の修正

ての自己点検を行い、自身のこだわりのポイントを常々自覚していく必要がある。これは、まさにヴェーダ瞑想のマナナとニディディヤーサナを繰り返し行っていくことに他ならない。しかしながら、独力で持続させることは極めて困難であるため、同じ志を有する仲間の集団であるサンガに参加しつつマナナとニディディヤーサナを実践していく自己勇気づけが必要なのである。また、理智を修正し深め続けるためには、ヨーガの智慧の理智教育を自身に対して常にほどこしていく必要があり、そのためには聖典学習と瞑想が必須である。この聖典学習と瞑想なくして、理智の修正は深まらず、また定着しないのである。

　このような経過の中で、自身の理智の修正が行われたかどうかを点検できるのは、自身が危機的場面や極限状況に陥った時の行動を見れば理解できるだろう。その場面で冷静な行動が可能となり、行者が同じ場面で選択するような行動を少しでも行えるようになっているかどうかで判断できるのである。極限状況や危機的場面では理智の特徴が出やすいので、そこでの行動変容があれば、それだけ理智の修正が行われた証拠となる。もし旧来の行動特徴がそのまま持続されている場合は、理智の修正には至っていないということである。知的には理解したが、身に付いてはいないということである。

　セラピスト自身が大きな理智の修正を体験するのは、自身の日常での大きな危機的場面を乗り切ったときが最大のものだろう。その場面の中で喘いでいる間は、未だ修正には至らない。乗り越えた時に修正されているのである。そのためにはセラピスト自身のセラピー体験が有効となる。そのような体験がない場合、日々の修行会参加や聖典学習と瞑想さらには師匠との対話を継続する上での、集中内観、グループ療法、教育分析等である。内観療法において自身の記憶の意味づけについてテーマに沿って点検していく作業は、まさにヨーガの瞑想の中核的技法であるディヤーナで行っていく作業そのものといえる。また、セラピスト自身のクライアントとしてのダルシャナ体験は自身のこだわりのポイントを見つめていく上で効果的である。日常生活の中でニディディヤーサナを行っていくためには、このような理智の修正体験を前もって一度でも体験し

ておくことが効果的であり、むしろ必須である。そのような修正時の感覚を体験していれば、日常生活の中のあらゆる場面で同様の体験を自覚することは容易となり、そこからさらに自身の行動原理となる理智の特徴を自覚していくことが可能となるのである。

理智の修正を深めて、自身の執着を手放していくためには、理智の修正後の行動モデルも必要だろう。通常、今まで経験したことのない新たな行動を身につけるには、そのような行動を体現しているモデルを有することによって、より容易に新たな行動を身につけていくことが可能となるだろう。具体的なモデルが身近にいればいるほど、その行動様式を学ぶチャンスが増えてイメージすることが可能となるため、新たな行動様式や思考方法を身につけやすくなるだろう。それゆえ、セラピスト自身がそのモデルを見つけることである。その後は、セラピスト自身がモデルとして新たなとらえ方、考え方、判断の仕方といった理智のあり方とそれにもとづく新たな行動モデルを、セラピスト自身が身につけた程度までは実習者に提示していくことが可能となるのである。

6.「執着・こだわりの分析」に関する解釈の基本事項

以下、理智の修正の中核部分である、執着とこだわりのポイントである理智の特徴を自己理解していくプロセスを解説する。筆者は、この理智の特徴を自己理解する作業を「執着・こだわりの分析」と呼んでいるが、これにはいくつかの基本事項が含まれる。

解釈と解釈投与

この執着・こだわりの分析は、解釈（interpretation）が中心となる。この解釈とは、実習者であるクライアントや患者が自身の行動原理となる執着とこだわりのポイントの取っ手を作り出すようなものである。すなわち、ついつい無自覚に

第6章　理智の修正

手を出して追いかけてしまうきっかけと、ついつい回避したがるきっかけを自覚していくのである。そのポイントは、本来思い込みでしかないために流動的であるのだが、かなりの高頻度で同じようなポイントがきっかけとなりやすい。そのポイントが何であるのかについて開かれた質問を行いながら情報を集めつつ、自覚できるように質問を重ねていく。しかし、実習者自身の力だけではなかなかポイントを押さえることができず、行動原理が不明瞭なままとなりやすい。そもそも、繰り返す事象や過去の出来事をポイントとして誤解しやすい。そこで、セラピストからの解釈が投与されるのである。なお、この解釈投与は閉じられた質問で通常行われる。

キーワードを作り出す

このような解釈投与を行っていくのであるのだが、正しい解釈内容が先にあるのではなく、実習者とセラピストが共に執着とこだわりのポイントに合ったキーワードを作り出して当てはめていくような作業を行っていくのである。つまり悪循環に入り込んでいくときの行動原理を、キーワードという言葉で執着・こだわりのポイントとして言い表していくのである。このようなキーワードで、実習者自身がその悪循環の出入りを自己努力で制御可能にしていけるように援助するのである。その作業において取るセラピストの役割は正しい解釈を与える役割ではなく、実習者自身がキーワードを同定していけるように援助する役割を担うのである。

妥当な解釈とは

また極めて重要なことは、セラピストが解釈した内容は実習者が納得して認めたときに妥当な解釈となる。そうでない限り、セラピストが勝手に作り上げている迷妄でしかないということだ。このように解釈が妥当であるかの判断は実習者の側にあり、実習者が納得して受け入れた解釈だけが妥当であり、かつ意味をなすのである。実習者にとって納得できず的の外れた解釈内容は、どこま

でいっても妥当とは言えない解釈なのである。セラピスト自身が勝手な思い込みで作り上げた解釈内容を正しいと錯覚している場合、セラピストはその解釈を実習者に受け入れさせようと策略をめぐらしがちとなる。これは、セラピスト側の思い込みでしかない幻想の実習者像の中に、現実の実習者を押し込めようとしているようなものである。

初心者のセラピストの落とし穴

　もっとも、初心者のセラピストほどこのような落とし穴に陥りやすいものである。このような落とし穴に陥っている初心者のセラピストは、ダルシャナの中で「閉じられた質問」を多用している。この閉じられた質問の多用は、セラピストの思い込みが先行して実習者を十分理解していない証である。それは、セラピストが自身の関心に関心を向けており、クライアントの関心に関心を向けていないことを示している。ここから抜け出すにはまず相手の関心に関心を向けて、相手が何を言いたいのだろう？　何を意図しているのだろう？　なぜそのように言いたいあるいは行動したいのだろう？　セラピストに対して何を理解してほしいのだろう？　何をしてほしいのだろう？　という点に意識を向けることである。その中で「開かれた質問」での情報収集を行いつつ、しだいに明確になっていく相手の関心の内容について、さらに「聴かせていただく」という姿勢で臨むことである。相手は何を言いたいのだろう？　私に何を求めているのだろう？　という疑問をもてば自ずと相手に聴かせていただこうと思い、自ずと開かれた質問をすることになるだろう。セラピスト側に解釈が先行しているとそれを確認したくなり、閉じられた質問をしがちとなるのである。

ヨーガ修行者と実習者の違い

　今一つセラピストが心得ておくべきことは、実習者の自己理解を援助していく上で実習者は伝統的ヨーガ修行者のように強い意志によって取り組んでいるのではない、ということである。修行者が行う瞑想は、その強い意志によって最

終段階である解脱に至るまで自力で行っていく。他方、救いを求めて訪れてくるクライアントや患者は、もともと治してほしいという依存的態度で訪れていることもしばしばである。中には強靭な意志力で取り組む実習者もいるのだが、多くは自己修行する強い意志があるわけではない。そのため、セラピストからの援助が必要なのである。すなわちセラピストからの勇気づけが必須であり、常々いろいろな場面で自己理解に取り組めるように勇気づけの言葉をかけていくのである。ただし、その場合も解釈はセラピストが与えるのではなく、実習者が自ら同定し納得していくように援助するだけなのである。

7. 的確なアセスメントあってのこと

　理智を修正していく上で、理智鞘における理智の誤り（理智の特徴）についてのセラピスト側のアセスメントが的確でないと、スムーズに執着とこだわりのポイントに至ることは極めて困難である。例えるならば、釣りを行うときに釣れそうなポイントに針を投げ入れないと釣れないだろう。これと同じく、執着とこだわりのポイントも妥当なポイントに質問を投げ入れつつ実習者の反応を観察しながら進めていかない限り、なかなかキーワードを作り出し共有していくことができないのである。

　実習者自身は無自覚で行っている理智の誤りであるので、実習者が独力でその特徴を自覚するのは至難の業である。理智の誤りや理智の歪みというのは本人にとっては「あたりまえ」そのものであるので、まさにコンタクトレンズのようなものといえる。つまり、コンタクトレンズ自体があたりまえそのものとなり、度数が強いほど理智の歪みが大きくなるといえる。コンタクトレンズを装着しているとき、そのコンタクトレンズ自体を自分の目で見ることはできない。見るためには鏡が必要である。同じように、理智の歪みや誤りは本人にとっては当たり前であるため、自己分析することは理論上不可能である。そのため、鏡となるセラピストからの解釈や他者からのフィードバックが必要なのである。

このように鏡となるセラピストからの解釈が妥当となるには、的確なアセスメントにもとづく解釈が必要となる。そして、実際の理智鞘のアセスメントは現病歴を聴取する中で行う必要があり、またこのアセスメント段階ですでに執着とこだわりのポイントを手放す代替行動についても見えている必要があるだろう。何の予測もなく行っていても、ポイントに接近できなければいつまで経っても理智の修正は行われないだろう。ただし、この予測にとらわれてセラピストが作り出す迷妄が優先してしまうと、先述したようなセラピストの幻想に実習者を当てはめてしまうため、極めて注意を要しており、相手の関心に関心を向けるトレーニングを積むことが肝要なのである。だからこそ、常に「聴かせていただく」姿勢を忘れてはならないのである。

8. 感情は理智の特徴への最適な入り口

理智の特徴には、思考、感情、行為の各側面から接近できる。それぞれの例をあげると、次のようなものが考えられる。

　　思考……べき、ねばならない、ちがいない、良い、悪い、好き、嫌い、欲しい、いやだ、等々の思考内容から接近。
　　感情……喜怒哀楽、不安、困惑、落胆、抑うつ、等々の感情の目的や意味から接近。
　　行為……行為は理智の判断にもとづいており、行為の目的から理智に接近。あるいは、コミュニケーションからも接近が可能。

認知療法は思考から接近することが多く、アドラー心理学では感情と行為の目的から接近することが多い。これら思考・感情・行為の中でも、感情的に動揺している場面では理性的判断が入りにくいため、よりストレートにこだわりである理智の特徴が出やすい。そのため、感情を伴いやすいエピソード記憶

(episodic memory）を利用して分析していく。感情的場面はある意味個人にとって危機的状況に入っているため、そこに執着とこだわりが出やすいのである。むしろ目的論からすると、目的に向けた我欲への執着とこだわりがあるために、その目的達成のために感情を作り出している。以上から、感情は理智の特徴への最適な入り口となるのである。

9. 取り扱う記憶の種類

　先述したように、執着・こだわりの分析を行っていく場合、分析するための適切な題材として感情を伴うエピソード記憶を利用する。これは長期記憶（long-term memory）の一つである。

　記憶にはレポート（report）とエピソード（episode）の違いがある。レポートとは概説のための記憶で、「よく～したものだ」「いつも～していた」等の表現で示される。これに対してエピソードは、ある日ある時の出来事とやりとりに関する記憶で、ストーリーがあり、通常は感情の記憶を伴っている。「あの日、こんなことがありました」「そのとき、こう言ったら、相手がこんなことをしてきた」等の表現で示される。

　執着・こだわりの分析では、そのときの客観的事実のみでなく、クライアントの思考、感情、行為、コミュニケーションのやりとりを具体的に聴き、その場面をヴィヴィッドに再現する必要がある。これはクライアントの関心に関心を向けるために必要であり、クライアントの心情を共感し理解するために必要である。アドラーは、そのために「相手の目で見、相手の耳で聞き、相手の感覚で感じる」努力の必要性を示している（Ansbacher,H.L. & R.R.,Ed. 1956）。抽象化されると、そこには概念や知識が入り込みやすく、個人の主観的世界が薄れてしまいやすいのである。つまりエピソードでは再体験しやすいために、ストレートに執着とこだわりのポイントが出やすいのである。

　エピソードの収集は、「たとえば？」「典型的な場面は？」「この１週間であっ

たことでは？」と聴いていくことで可能となる。しかしどこまでもレポートになる場合があり、その都度、具体的な場面に接近する必要がある。

　なお、長期記憶について整理しておくと、以下のタルヴィング（Tulving, E.）とスクワイヤー（Squire, L.R.）の分類が代表的である。

　　　タルヴィング
　　　　意味記憶　semantic memory
　　　　　　言葉の意味、知識、形式等の記憶
　　　　場面記憶　episodic memory
　　　　　　ある日ある時のストーリーのある記憶で感情を伴いやすい
　　　スクワイヤー
　　　　宣言記憶　declarative memory
　　　　　　⇒意味記憶、場面記憶
　　　　手続き記憶　procedure memory
　　　　　　自転車の乗り方等の身体が覚える記憶

　これらの中で執着・こだわりの分析で扱う場面記憶であっても、感情を伴ってヴィヴィッドに再現できるかはセラピストの腕次第となる。ありありと再現できたとき執着とこだわりのポイントに接近しやすくなり、かつ実習者もそこにおける「Ah！体験」が生じやすくなる。これは「認識反射（recognition reflex）」（Manaster,G.J. & Corsini,R.J., 1982）と呼ばれており、解釈が的を射るほどに妥当であったときの実習者側の反応である。このような反応が生じるほどリアリティが高く再体験され、そのような場面記憶を題材として分析を行っていくことで解釈の妥当性が上がるのである。

10. 感情には意味がある

　先述したように、執着・こだわりの分析を行っていくとき感情を入り口として進めていくのだが、そのとき感情には意味があると考えることによって分析が可能となる。アドラー（Alfred Adler）は、感情は対人関係上の目的に従って作り出され使用される道具である、と述べている（Ansbacher,H.L. & R.R., Ed., 1956）。また、論理療法のエリス（Albert Ellis）も認知療法のベック（Aaron Temkin Beck）も感情が自然発生するとはせず、感情の前に思考があるとしている。論理療法ではABC理論があり、まず出来事（Activating event）→信念（Belief）→結果（Consequence）という図式で感情的反応を作り上げていくとしている。このとき、感情的反応は自然発生するのではなくその前の信念によって変化する、とされている。認知療法においてもこのような図式は継承されており、認知のあり方、つまりスキーマや自動思考によって感情的反応が異なっていくとされている。このような考え方から、逆に感情的反応を扱うことによって、感情的反応を作り出している目的、信念、認知の歪みを理解していくことができるのである。

　ヨーガ療法においては、この目的、信念、認知の部分が執着とこだわりのポイントとなる。そのポイントは個人によって異なるため、執着・こだわりの分析を行っていくのである。

11. 感情の目的の例

　感情の意味を考えると、次のような目的が一例として考えられる。
　怒りは環境を変えたがる感情で、「許せん！」「やらさねば！」という他者を変えたがる、支配したがる、あるいはバッシングしたがる等の欲が先にあり、その欲への執着によって作り出され使用されることが頻繁に認められる。
　不安は未来への感情であり、「失敗したくないのに失敗したらどうしよう？」

「どうしても手に入れたいのに手に入らなかったらどうしよう？」等の欲に執着することで、未来に向けた課題回避、逃避、不決断等を目的として作り出され、使用される場合が多い。

抑うつ感は、「もうしたくない」「私のせいだから私を罰しなければ」「これ以上責めないで」「こんなに辛いのはおまえのせいだから罰してやりたい」等の欲に執着することで、責任回避、逃避、自責、他責等を目的として作り出されて使用されることが多い。

12. 理智教育補足：目的論と原因論（科学の基礎教養）

感情を扱うときに、感情の目的を観察することによって執着とこだわりのポイントが見えやすくなるのだが、目的を探索する上で目的論（teleology）と原因論（etiology）の違いについて理解しておく必要がある。この二つの理論的枠組みは共に目の前の現象を理解するための視点であり、図6-1に見られるように、目的論と原因論はどちらが正しいかではなく現象理解のための単なる視点の違いといえるだろう。

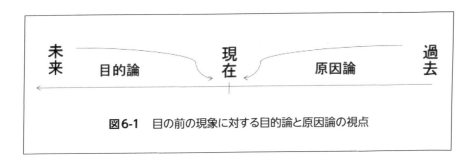

図6-1 目の前の現象に対する目的論と原因論の視点

表6-1 目的論と原因論の違い

目的論	原因論
対人関係的現象に強い	物理的現象に強い
原因の特定が本来困難な場面向き	原因の特定が比較的容易な場面向き
原因を除去しても解決しない場面向き	原因を除去すれば解決可能な場面向き
シンプルな対処が見えにくい場面向き	シンプルな対処が可能な場面向き
未来に向けて変更可能	過去にしばられやすい

　この違いについて、古くはアリストテレス（Aristoteles）が4原因説（Four Causes）の中で記述している（中島、1997）。アリストテレスはものごとの成り立ちの理由を、（1）質量因（Matter）、（2）形相因（Form）、（3）始動因・作用因（Agent）、（4）目的因（End or Purpose）の四つの理由から説明した。たとえば目の前に銅像があるとすると、銅像がそこに成り立つためにはその元となる材料としての青銅が必要である。その材料が質量因となる。ただ青銅があるだけでは銅像とならず、銅像となるための形が必要である。この形が形相因である。銅像は突然出現するのではなく、そこに存在し始めるための過去のスターティング・ポイントが必要であり、これが始動因となる。またそれを過去に作った職人が必要で、これが作用因となる。職人は銅像をただ作るわけではなく、なんらかの記念やお金儲けや楽しみなどのために作るのである。このような目的を目的因という。

　原因論はアリストテレスのいう始動因・作用因に立脚し、目的論は目的因に立脚するのである。以上からすると、また表6-1からしても、原因論も目的論も現象を理解する上での視点の違いであって、どちらが正しいかというものではないことが理解できる。ある意味、得手不得手があるといえる。表6-1からすると、原因論は物理的対象で原因が特定しやすい場面では絶大な効力を発揮する。現代の自然科学理論のほぼ全てが原因論で構成されている。他方、原因が特定困難な対人関係的場面では目的論が威力を発揮するだろう。そこには原因が複数常に存在し、また原因を除去したところで幸せな状況や健康な状

態を作り出せない場合が多い。そのようなとき目的論で取り組むと、積極的に解決像を構成し未来を構成しやすくなるのである。このように原因論と目的論は、現象に対して現実的対応をする上でどちらの視点がより有効な対応策を導きだせるか、という観点から選択することが重要なのである。

　感情を理解する上で、原因から考えると、すぐに過去のトラウマにとらわれやすくなる。しかしトラウマに立脚すると、過去には戻れないことから実習者は受け身となりやすく、責任転嫁に走りやすくなる。そのため、目的から考えることによって、より積極的な関わりが取りやすくなるといえる。

13. 五蔵説から見た感情

　『バガヴァッド・ギーター』第2章62、63節（木村慧心訳，2008）には、次のように記載されている。

> 人が感覚器官の対象物を思う時、それらに対する執着が生ずる。この執着から情欲（カーマ）が生じ、情欲から怒り（クロダ）が生ずるのだ。怒りから迷妄が生じ、迷妄から記憶の混乱が生ずる。記憶の混乱から理智の働きが喪失し、理智の働きの喪失から人は破滅するのだ。

これを図式化すると、

　　対象物⇒執着⇒情欲⇒怒り⇒迷妄⇒記憶の混乱⇒
　　理智の働きの喪失⇒破滅

というようになる。この図式は、感情が生じる前に理智鞘での執着と我欲が存在することを示している。次にまた理智鞘での迷妄、そして歓喜鞘での記憶の混乱、そこから理智鞘での理智の乱れと続いている。そこから、身体的精

神的社会的破滅に至るのである。つまり、意思鞘、生気鞘、食物鞘での破滅となる。

すなわち、以下のようなループで感情的反応が生じていくと考えられる。

> 理智の誤りと歪みである「べき」「ねばならない」「…じゃないといやだ」
> 「絶対欲しい／絶対いや」等による執着とこだわり(理智鞘)
> ⇒感情的反応を作り出し(理智鞘)
> ⇒理智が感情的反応を喜怒哀楽の感情として認知し(理智鞘)
> ⇒思考が暴走し(理智鞘)
> ⇒関連する記憶へもアクセスして(歓喜鞘)さらに思考が暴走し
> (理智鞘)
> ⇒マナスが未来や過去や現在の対象に向けられ(意思鞘)
> ⇒情報伝達が乱れ(意思鞘)、感覚受容器の機能を乱す(食物鞘)
> ⇒呼吸の乱れ(生気鞘)、脳(扁桃体)の過覚醒(食物鞘)、
> 情動反応(食物鞘)等が生じる。

順番としては理智鞘がトップで、次はほぼ同時並行で生じ、このループの中で増減されていくと考えられる。

いずれにしても感情は自然発生するのではなく、理智による執着とこだわりによって作り出されると考えられる。それゆえ、感情を入り口として、この理智の執着とこだわりに接近することが最適の道といえる。

14. 歓喜鞘の記憶の扱い

歓喜鞘の記憶袋チッタ(citta = consciousness)の記憶を扱うとき、そこに収納されている記憶はただの記憶痕跡で単なる情報でしかない、ということをセラピストは自覚しておくことである。そうでなければ、すぐに過去の原因探しを始

め、過去に縛られる方向に進んでしまうのである。

　すなわち、「今ここ」における理智がその記憶情報への意味づけを行っているのであって、現在の理智の歪みと誤りによる意味づけが重要なのである。どこまでも現在の理智の修正が目標なのであって、過去の原因探しなのではない。集中内観療法においても、テーマに従ってその記憶を思い出してはその意味づけを点検していき、最終的には自分が被害者と確信していた思い込みを、他の視点から見ることによって実は自分が加害者であったという見方に転換していくことや、親へのうらみつらみから感謝に転換していくこともしばしばである。これは記憶痕跡自体が変化したのではなく、意味づけが変化したのである。ただし、興味深いことにエピソード記憶は意味づけが変化すると、それに伴って記憶内容が変化することも事実である。そうであったとしても、このような記憶内容の変化は、現在の意味づけが変化したからこそ生じる現象なのである。

　つまり記憶痕跡自体が問題なのではなく、記憶への「今ここ」での意味づけが問題なのである。かつて意味づけた内容を今も保持し続けており、今もその意味づけに執着しこだわり続けているのである。これと同じくよくトラウマ記憶が問題とされるが、その場合も実はその記憶への現在の意味づけが重要なのである。

　以上から歓喜鞘の記憶を扱うとき、すぐに原因論的な扱い方をするのではなく、現在の意味づけが重要であるという視点をもちつつ、現在の理智の意味づけの修正を行っていくことが目標であることを忘れてはならないのである。つまり、これが「記憶のお掃除」とよばれるものである。

15. 執着・こだわりの分析

　この執着・こだわりの分析の実施は、個人に対するヨーガ療法セッションのインテークから終結までの全体的流れの中では後半に位置付けられる。実習者

との間では、通常、身体面の調整を目指して食物鞘（肉体）と生気鞘（呼吸）に、さらには意思鞘のマナスの安定と理智鞘での理智の修正を目指して座法、呼吸法、瞑想法に関するヨーガ療法インストラクション（YTI）が行われる。精神的健康度の高い実習者は、YTIによるヨーガ療法指導だけでも理智の修正に至ることが可能である。しかしYTIのみでは不十分な場合、その後さらにストレスを自らが作り出して増悪させている理智を修正していく必要を実習者が自覚してから、修正のためのアプローチを合意の上で行っていくこととなる。

精神的健康度が低く理智の歪みが極度に強い重度の神経症圏の患者や人格障害の患者らは、社会生活そのものが送れなくなっている場合が多く、YTIのみでは対応が困難となる。そこで、個人ヨーガ療法ダルシャナの中での執着・こだわりの分析を行っていく必要が生じてくる。認知機能が極度に低い精神病圏の患者には、通常、執着・こだわりの分析といった理智の修正を目指したアプローチは禁忌となる。それによって、妄想幻覚を誘発しかねないからである。その場合は、YTIによる対応で日常生活を平穏に暮らせるレベルを維持できることを目的としたアプローチをとることとなる。もちろん、認知機能が十分働いている場合は慎重に実施することもあるが、担当するセラピストは相当トレーニングを受けておく必要がある。

さて、本項では執着・こだわりの分析の方法を示していくが、方法にはいくつかあり、その代表的な方法を提示する。

個人ヨーガ療法ダルシャナでの感情的場面から接近する手順

先述のような理智の修正にアプローチする同意の後、通常の個人ヨーガ療法ダルシャナの1セッションの中で、こだわりの分析を行っていくには次のような手順をとる。

1. 最近感情的になったエピソディック場面の聴取

2. 相手役（Gegenspieler）の同定
3. その場での感情の目的について聴いていく（相手に何を伝えたいですか？　どうしてほしいですか？　どうなりたいのですか？　理想の解決は？　等）
4. 実習者の執着のポイントに迫る（結局、何に執着し続けているのでしょう？）
5. その執着から離れた代替行動とその結果の予想（その執着から離れたらどんなことが起こると思いますか？）
6. 相手も自分もそれで幸せになるか検討
7. できればロールプレイでの確認
8. その代替案を日常生活で実験し、その結果を次回のセッションで検討し言語化して、実習者の行動原理を法則化して定着させていく。

　この一連の手続きは、前項までに示している内容に従って行われる。執着とこだわりのポイントは感情的場面に出やすいので、その場面のエピソードをとらえる。次に、その場面で実習者が誰に感情を向けているのかを同定し、その感情でどのような要求で何を伝えたいのか、どうしてほしいのか、どうなっていきたいのか、という感情の目的や意味について点検する。また、理想の解決を聴くことによっても、その目的や意味について検討することも可能である。そして、なぜそのように伝え、要求したいのか、あるいは回避したいのか、という点から執着とこだわりのポイントに接近する。そのポイントについてのキーワードを作り出せたら、そのキーワードがこれまでの人生の出来事と関連しているかを検討しつつ、できればそれらの出来事全てを一本の線で結びつけるようなキーワードを作り出していく。このようなキーワードは、これまで無自覚で手を出してきたポイントと回避してきたポイントに関係している。前者を幸せの条件、後者を不幸せの条件と呼ぶこともある。そこで、このポイントをきっかけに悪循環に陥っていたことを自覚するように援助し、今後同じポイントで陥らないような準

備をしていく。そのキーワードを実習者とセラピストが共有できると、次にはその執着とこだわりを手放せるように援助する。実生活の中で手放すためには、手放した後の代替案を見つけることが必須である。代替案なくして、それらを手放すことはないだろう。そこで、手放した後のことを予測してもらい、どのようになっていきたいのかということを聴きつつ、解決構成モデルによって代替案を積極的に構成していくのである。そこで注意することは、その代替案が自己中心的なものではなく、無執着につながるものなのか、全体にとって必要な行動が形成されているのか、実習者本人とその周囲の人たちが幸せになる方向となっているのか、ヨーガにおける健康に沿ったものなのかを点検しておくことである。この時点から、ヨーガの智慧の理想像が重要となってくる。その後、できればロールプレイによってその代替案をテストランさせてみると効果的である。これらをセッション中にテストした後、実生活の中で実験できるような課題を出し、次回のダルシャナではその実験結果を基に話し合っていくこととなる。

個人ヨーガ療法ダルシャナでの定型的手順

　ここでの手順は、個人ヨーガ療法ダルシャナの中で約5回セッションを使って行う定型的なものである。この手順を踏むためにも、まず理智の修正の同意を取った後、次のような定型的な手順を踏むことを説明して進めていく。

　ここでは、アドラー心理学における早期回想（early recollections, Manaster,G.J. & Corsini,R.J., 1982）という12歳ぐらいまでの人生早期のエピソード記憶を利用した解釈法を利用し、執着とこだわりのポイントに接近する。この早期回想は、トラウマ記憶も含む過去の記憶が正確であるとは考えず、現在の理智がこの記憶を選択的に想起させ、意味づけていると考える。つまり、どこまでも現在の理智が執着しこだわっている意味づけに従って記憶を引き寄せている、と考えるわけである。以上から、全ての記憶はチッタに集積されているが、現在の理智がチッタにアクセスしてわざわざ選択的にその記憶を想起させ意味づけていると考えるのである。このような早期回想を利用して、執

着・こだわりの分析を行っていく。

1. 12歳までのよかった出来事をエピソードとして聴取し、その中に含まれる「幸せの条件」を検討する。幸せの条件とは、実習者が無自覚に手に入れようとする条件であり、『ヨーガ・スートラ』にある煩悩「愛着（râga = desire）」に関連する。この検討に1セッション使う。
2. 次に、12歳までのよくなかった出来事をエピソードとして聴取し、その中に含まれる「不幸せの条件」を検討する。不幸せの条件とは実習者が無自覚に回避しようとする条件であり、人生への教訓を含んでいる。『ヨーガ・スートラ』にある煩悩「憎悪（dveSa = aversion」に関連する。この検討に1セッション使う。
3. これまでの家族からの影響について検討する。父、母、兄弟、祖父母、親戚といった関わりの深かった家族の一人ひとりから学んだこと、受け継いだこと、似ていること、反面教師としたことなどを点検していく。そこから、自分が家族をモデルとして自身の価値観、思考パターン等の行動を選択し踏襲していることを自覚していき、現在の思考・感情・行為といった行動の特徴を自覚していく。このとき、あくまでもこのような親に育てられたからだとか、このような環境で育ったからだ、といった受け身的な解釈に陥ってはならない。どこまでも、そのような環境下で自分がそれらモデルを受け入れるか拒否してきたのであり、自分が選択してきたことを自覚していくことである。そして、これらの特徴を現在の自分が維持し作り出しているということを自覚していく必要がある。これに1セッション使っていく。
4. これまでの仲が良かった人たちを具体的に数人挙げ、そこに共通する点、また苦手だった人たちを数人挙げ、そこに共通する点について検討する。そこには、幸せの条件と不幸せの条件に対応するそれぞれの共通点が出てきやすい。これによって、自分がこれらの特徴を選び取って

いることを自覚していくのである。
5. まとめとして、自分が幸せの条件と不幸せの条件を両極に持ちながら、その軸を巡って行動を選択決断していることを自覚し、悪循環に陥る点、機嫌の良否を決定づける点、トラブルに陥る点、改善に向かうきっかけなどを自覚し、自身が執着しこだわっているポイントに気づけるように援助する。
6. これらの執着とこだわりのポイントが自覚できた後、それらを手放した後の代替案の工夫を行っていく。

集団で行う執着・こだわりの分析

　本法は、グループワークを利用した分析法である。これが適用できるのは、ヨーガ療法に慣れており理智教育が進んでいる実習者に対してである。理智教育が不十分でヨーガ療法に慣れていない場合、理解できず、ほとんど何を目的としているのかも理解できないであろう。以下、ワークシートを利用して、都度書き込んでいき、その内容についてグループディスカッションしつつ執着とこだわりのポイントを点検していく。

1. 最近あった、よくなかった出来事、悲しかった出来事、腹が立った出来事といった感情的エピソードを一つ日記風に記述してもらう。このとき、複数のエピソードが連続しているような壮大なストーリーを書く実習者がいるので、その中のひとつだけのエピソードを取り上げることを伝えておく。
2. その場面で感情的になった理由について、各自で瞑想法を利用して自己点検していく。1題につき2分ずつ行い、その都度ワークシートに気づいた内容を記入していく。
   ① その場面で、何について嫌がっていたか？ 物？ 人？ 事態？ 都合？ 損？ 結果？ 能力？ 関係？
   ② なぜ、その場面で攻撃的または防衛的な心もちになっていたのか？

③ その場面で、何を失いたくなかったのか？ 色？ 金？ プライド？ 地位？ 世間体？

④ その場面で、なぜ相手を疑うのか？ 信じないのか？

⑤ その場面で、その怒りや感情で何を言いたかったのか？ したかったのか？ して欲しかったのか？ 何を要求していたのか？

⑥ これらから総合して、何に最もこだわっていたために自分が感情的になったのか？

3. 3人から4人のスモールグループで、一人ずつ上記内容についてディスカッションしつつこだわりに接近していく。

① 一人目の実習者が、エピソードをシェアする。（1分）

② 先述の瞑想内容から、何に執着していたかをシェアし、他のメンバーは自分だったらこう考える、といった別の視点からのコメントを出しつつディスカッションしていき、執着・こだわりの分析を進めていく。（5から10分）

③ 一人目が終わったら二人目に移り、同様に行い、以下全員回していく。

4. 一人目のメンバーについて、そのエピソード場面で、ヨーガの理想形の人だったらどのようにその後振る舞っていくかを検討し、ハッピーエンドになるような代替案をブレーンストーミングで出していく。このときの条件は、次のようなものである。

① 感情的になった場面までは変更しない。

② その場面の後、理想形の人になったならどう対応していくかを考える。

③ 周りの人たちの反応は変えてはいけない。環境も変えてはいけない。実習者自身の自己努力でのみ対応する。

5. その代替案の中で事例提出者が実現可能なものを選択し、その内容

が、ヨーガ療法が提示する健康に即したものかを点検し、実習者と相手の双方に恩恵があるかを点検する。
6. 以上の手続きを一人ずつ全員に回していく。

執着・こだわりの分析における注意点

　以上のような手順で執着・こだわりの分析を行うとき、注意するべき点がいくつかある。一つは、執着とこだわりが悪いことだというネガティブな意味づけを行わないこと。今一つは、歓喜鞘の記憶を利用することから、その過去の出来事を全ての原因にとらえてしまわないことである。

　第1のネガティブな意味づけであるが、セラピストも実習者も執着とこだわりを苦しみと結びつけて、すぐに「悪いこと」としてとらえてしまいやすい。本来、執着とこだわりは善悪良否とは無関係であり、単に苦しみを作り出していく原動力となっているだけである。

　ヨーゲシュヴァラナンダ大師は講話集の中で、執着には2種類あり、一つは解脱に向かうための執着であることを示している。解脱に至るための労力のかけかたは、想像を絶するものである。『ヨーガ・スートラ』I章12節にもあるように、チッタ（citta = consciousness）すなわち心の動きを止めていくためには勤修（abhyâsa = practice）が必須で、解脱への執着がなければ不可能なのである。他方、苦を生じさせる執着があることも示されている。つまり、欲にとらわれ無常なる対象への執着が苦を生じさせる、ということである。このように、執着とこだわりに本来善悪良否があるのではなく、その方向によって意味づけが異なるのである。

　そのため、セラピストと実習者がこの執着とこだわりを悪いものというネガティブな意味づけを行うと、分析を進めて自己理解を進めれば進めるほどネガティブな面に焦点を当て、ネガティブな意味づけを深めてしまうことがある。そうなると実習者の中で、「これまで自分がいかに悪い人であったのか」というような錯覚を生じさせやすくなる。ネガティブな面のみが強調され続けると、実習者

は大きく勇気がくじかれてしまい、そのままドロップアウトすることにもつながりかねない。

それゆえ、これら執着やこだわりには本来善悪良否があるのではなく、変化する対象に執着すればするほど苦を作り出しやすい、という法則があるだけなのだということを実習者に繰り返し伝えていく必要がある。その上で、実習者が自己努力で自覚し手放していけるように勇気づけていく必要がある。

執着・こだわりの分析を行っていく上で最も重要な点は、苦しみは外部から来るのではなく、自身の心のありようが作り出しているのであって、苦しみからの解放は自己努力で可能なのだという点を伝えることである。この点を伝えること自体が、実習者への勇気づけとなるのである。

第2点目の注意点は、p.112の歓喜鞘の記憶の扱いで述べたことであるが、この点は極めて重要な点であるため、再度示しておく。詳細についてはp.112を参照されたい。理智の修正はあくまでも現在の理智の歪みと誤りを修正していくことが目標であり、執着・こだわりの分析時に記憶を扱ったとしても、その記憶自体が問題なのではなく、記憶への意味づけが問題となるのである。そのため、分析過程で記憶を扱うとはいえ過去の原因探しのために扱うのではないことを、常に心得ておく必要がある。セラピストも実習者もすぐに原因探しに走ってしまい、過去に縛られる方向に進んでいきやすくなるので、くれぐれも注意しておく必要がある。

16. 執着とこだわりを手放す援助

理智の修正の最終目標は、無智から脱却していくことである。すなわち、この世にあるものは全て変化するものであり永遠不滅なるものはなく、永遠不滅なるものはアートマンでありブラフマンのみである、ということを認識することが伝統的ヨーガの目標なのである。

現実の生活の中では、『ヨーガ・スートラ』第2章3節にある欲しがる欲の

第6章　理智の修正

　愛着（RAGA）と嫌がる欲の憎悪（DVESHA）といった代表的な我欲にもとづいて、永遠不滅ではない変化する対象に執着することから苦を生じさせている。そのためヨーガ療法では、現実生活において実習者が自身の執着とこだわりを自覚し、それを実習者自らが手放していくことによって苦から解放されることを援助していく。その第1段階は、執着・こだわりの分析を通して実習者自身の執着とこだわりのポイントを自覚していく。次の段階は、それを手放していけるように勇気づけていくのである。

代替案の形成による援助

　しかしながら、実習者は自身の執着とこだわりのポイントを理解し、それを手放していけばいいということは理解できるのだが、実際に手放すことは極めて困難であり執着し続けるものである。なぜなら、手放した先が見えない限り、また手放した先に魅力を感じない限り手放そうとはしないのである。不便であり苦しみを生み出すことはわかってはいながらも、旧来の執着する対象にしがみつこうとするのである。これはひとえに、それ以外の方法を体験の中で学んでいないからである。

　実際に執着とこだわりを手放していくためには、次なる道、すなわち代替案（alternative way）が必要となり、その代替案を実験し体験し納得していく中で旧来の執着を手放していくことが可能となる。また、その代替案を構成していく上で重要となるのは、ヨーガが示す健康状態に至るような代替案が必要であるということだ。そこにはヨーガの智慧が必要であるため、その智慧を再教育していくこととなる。以上から、理智の修正の最終段階として再教育と代替案の工夫が必要となり、次章でこれらについて解説していく。

受け入れることを勇気づけて援助する

　実習者が自身の執着とこだわりのポイントを理解したとしても、その執着を手放すには代替案が必要であることは述べたが、他にも手放さない場合がある。

それはその執着を手放したくないときと、理解と体験が結びついていないときである。

前者の執着を手放したくないのは、自身の我欲をどうしても追及したい場合である。例えば、経済的安定や身体的健康などの生命維持に直結するような欲求にまつわる執着は、世俗の中で生きている限り手放すことは極めて困難である。もっとも、修行を望んでいない実習者にとって、このような欲求への執着を手放すことはそもそも必要ないものといえる。

しかしながらその執着によって苦しみとストレスを強めている場合、やはりある程度手放していく必要が生じてくるだろう。自己努力でどうしても手に入らないものは、受け入れるか一旦棚上げにして放置することで苦しみとストレスの程度は減じられる。この法則について説明すること自体が、執着を手放していくための勇気づけとなるだろう。

正対（confrontation）による手放す援助

後者の理解と体験が結びついていないというのは、執着・こだわりの分析によって自身の執着のポイントを知的には理解したのだが、その執着が日常体験の中で実感を伴った理解に結びついていないときである。そのような場合、正対をかけることによっていかに矛盾しているのかを実習者に提示して、気づいていけるように援助するのである。

この正対とは心理療法で用いられる技法であり、実習者の信念や行動の矛盾点を指摘するような解釈投与に引き続いて、行動変容や認知の修正に向けた決断を迫ることである。野田俊作（1988）は、正対を矛盾のあり方によって3つの様式に区別している。すなわち、行為と行為の間の矛盾、信念と行為の間の矛盾、信念と信念の間の矛盾である。このうちしばしば正対の対象となるのは、行為と行為の間、あるいは行為と思考の間の矛盾である。例えば、「わかっているけれどできないんです」という実習者に、「ようするにやりたくないんですね」と正対するのである。

正対の代表的な技法は次のようなものがある。
① 実習者の言動の矛盾についての説明を求める
② 実習者の言動をサイコドラマのダブルのように目の前で誇張する
③ 被害者と加害者の逆転
④ 論理的結末についての話し合い

実習者の言動の矛盾についての説明を求める例

例えば、不慣れな部下の仕事のでき具合が心配で、ついつい強く言いすぎてしまい、その度に部下の不愉快そうな顔とやる気を失っていく姿を見て、自分が落ち込んでしまう。なんとか改善したいのに全く言うことを聞いてくれず、成長させたいのに逆にやる気を失っていくのを見ると、どうしていいのかわからなくなってしまう。以上のような場合、次のように介入する。

⇒なんとか改善しようとして熱心に言葉かけをしているのに、部下はどうしてそれをいやがり、かつやる気をなくしていくんでしょうね？ あなたのやっていることは、改善or悪化のどっちにつながっているのでしょう？ 結局、あなたは何をしたいのでしょう？ 言うことを聞かせること？ 改善すること？ 成長させること？ やる気を失わせること？ あなたの行動の目標について教えていただけますか？

実習者の言動をサイコドラマのダブルのように目の前で誇張する例

サイコドラマ（psychodrama）は、モレノ（Jacob L. Moreno）が創始した心理療法で、一人のクライアントが「主役」となって「監督」や「補助自我」などの演者が関わって、主役が抱える問題をドラマ仕立てで解決していくのである。そこでの補助自我は「ダブル」という役割をとって、主役の心中の思考内容や感情や欲を予想しつつ言語化していき、主役の気づきを援助していく。そのような技法を用いて、実習者が話す内容で、実習者自身がとっている無自覚的行動

をセラピストが誇張して表現しながら再現していく。

例えば、「熱血課長が、いつも私がやることに口出ししてきて、全て否定してくるのでやる気がなくなってしまうんです。それで、一言言われるたびにやる気がなくなるので、ますます報告しなくなるんです」と述べたときに、次のように主役の後ろからダブルが心の声として介入する。

⇒「課長！ 私も精一杯頑張っているんです！ いちいちうるさいんだよ！ そんなに信用できないんだったら自分でやればいいでしょうが！ 私はあんたの奴隷じゃないんだ！ ちょっとはこっちのことも認めたらどうだ！ そんなに否定されたら、やる気も失せますよ！ こうなってるのは課長のせいだ！」と、言いたいのでしょうか？

被害者と加害者の逆転の例

通常、実習者は自分を被害者として述べるので、同じ状況を相手側から見てもらうのである。

例えば、「いつも仕事は一生懸命がんばっているのに、うちの課長はほんまにうるさいので、ちょっとしたミスを見つけてはすぐに指摘するし、小言は言うし。見られているだけで腹が立ってくるので、無視してやるんです」と述べる実習者に対して次のように介入する。

⇒ そのミスをしたその状況で、課長の立場であなたを見るとどう思うのでしょう？ 課長になったつもりで、何回注意しても同じようなミスをまたしてしまい、ぶすっと無視しているあなたに向かって、課長の言葉であなたにどうして欲しいかを言ってみてもらえますか？

論理的結末についての話し合いの例

アドラー心理学では、理性的な話し合いができる関係が築き上げられると、自分の行動の結末がどのように訪れるかについて、実習者自身で予測して自身の行動とその結末の因果関係について気付いていくことを援助する話し合いを

していく。通常、「これを行っていくと、どうなると思いますか？」という質問を行う。このような対話を論理的結末（logical consequence, Manaster,G.J. & Corsini,R.J., 1982）と呼ぶ。

例えば、「私がせっかく部下の仕事がうまくいくように配慮して助言しているのに、部下はどんどんミスを重ねていって、仕事の能率も悪くなっているんですよ。こんなに心配して言ってるのに、わからないんですかねえ？」と述べる場合、次のような介入を行う。

⇒「今のような言い方で言い続けていると、どうなっていくと思いますか？」

なぜ正対が必要なのか？

健常者や修行者は自己努力によって自己理解を進めやすいため、瞑想テーマを与えれば自ずと進んでいくことが可能である。他方、神経症患者のように病理が深ければ深いほど迷妄の中でうごめき、人生をかけて課題回避を行い、自己欺瞞（self-deception）に走り、責任転嫁をして、世界を変えることに執着しやすいものである。ゆえに、自己努力だけで自分が変わろうと決断することは極めて少ないものである。自己努力で自己変革する決心をするためには、迷妄の中での自己矛盾に気づき、実際に行っている責任転嫁構造に気づき、執着する自分を自己理解する必要がある。

正対はこれらの自己理解を促進させるための技法であり、必要に応じて使用するのである。ただし、必ず利用するというわけではない。また、使い方によっては破壊的となるのでその使用について注意が必要である。不用意に使用すると実習者との信頼関係は即座に崩れ、ドロップアウトにもつながってしまうだろう。

📝 まとめ 第6章 理智の修正

＜大きなプロセス＞

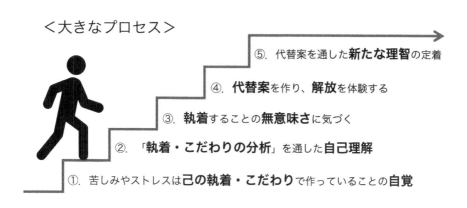

＜各回のプロセス＞

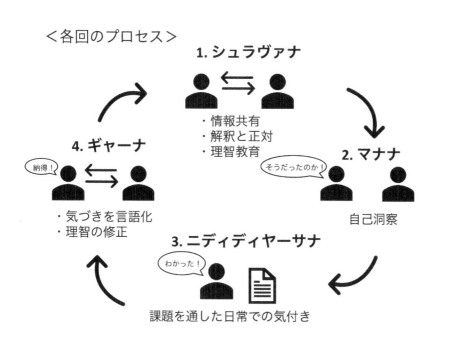

第7章
再教育と代替案の構成

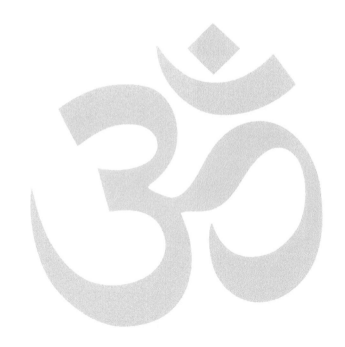

1. 再教育と代替案の必要性

　ヨーガ療法の最終目標である理智の修正を目指して、前章では苦しみとストレスを作り出すきっかけとなる、我欲への執着とこだわりのポイントを自覚していくための援助法を提示してきた。次には、その執着を手放して新たな道に進んでいくための援助が必要となる。

　執着を手放すには、手放した後に進んでいく道すなわち代替案が見える必要がある。手放せば解放されるということは理解したとしても、次にどのようにすればいいかがわからず次に進む方向が見えなければ、これまでに慣れ親しんだ執着を手放そうとはしないだろう。実習者は、旧来の執着と課題への対処方法が不便であると半ばわかりつつも、それ以外体験したことがない場合、結局のところ不便と知りつつ同じポイントに執着し同じ方法で課題に対処してしまうものである。理智の判断様式は一旦固定化するとそれ以外の視点、考え方、判断基準等を検討しなくなり、むしろ排除して、想像以上に固定的特徴を示すことになる。執着・こだわりの分析は、この不便で日常生活のトラブルを無自覚に引き起こしてしまう自身の理智の特徴を、実習者自身が自覚していく援助なのである。しかし、理解したものの次に進む道が見えない限り、旧来の不便な執着と手段に戻ってしまいやすいために、代替案が重要となってくるのである。

　代替案を作り出していくためには、新たな視点、考え方、判断基準等を形成していくために、ヨーガの智慧の再教育(re-education)が必要となる。本章では、その再教育と代替案の構成の仕方について解説する。

2. 再教育

　代表的なヨーガの智慧の中で、再教育で第1に伝える内容は執着の無意味さである。全ては変化しているのであり、いくら対象に執着したところで永遠に得られるものはないのである、という内容である。これについては第5、6章で

詳述している。

　第2に伝える内容は、今後の暮らし方の基本となるカルマ・ヨーガの智慧であろう。無執着の行動であるカルマ・ヨーガの智慧は、我欲とそれへの執着に気づき、その我欲から離れて、全体から必要とされていることを無執着にこなしていくことを推奨している（Swami Vivekananda, 1896）。これは、アドラー心理学における共同体への貢献とつながるものである。我欲から離れた判断を行うために、迷ったときはより広い共同体の立場から考えることが基本とされている。

　第3の内容は、執着を手放す理智の修正において必要なヨーガの智慧は、永遠ならざるものを永遠なるものと錯覚する無智によって作り出される迷妄マーヤー（MAYA）に関する内容である。これはギャーナ・ヨーガ（JNANA YOGA）に記されており、アドラー心理学の仮想論（factionalism）とも一致しているといえるだろう。すなわち現実生活において自身が把握している世界は、実体そのものを捉えているのではない。世界を自身の主観を通してでしか捉えておらず、また「今ここ」には存在していない未来を想像し、過ぎ去って今ここにない過去の出来事をイメージで想起して作り出しているのである。すなわち、我々は頭の中の幻の世界の中だけで推論し判断していることがほとんどである、という内容である。この内容を理解することによって、どのように自分自身が執着を作り出し苦しみを作り出しているのか、ということを理解できるようになる。頭の中の幻の中で作り出しているので、それを逆手にとって、新たな方向についても仮のものとして作り出すことが容易であることを理解していけるわけである。その中で、しだいに永遠不滅なる存在に近づいていくことを学んでいくことによって、より安定した状態を作ることが可能になる。

　これらのヨーガの智慧は聖典にもとづいており、再教育で必要とされる智慧はセラピスト自身がこれら聖典学習から学び、伝統的ヨーガ修行を通して身につけていく必要がある。身につけた分だけが実習者に伝えることが可能となるのである。身につけるというのは、知識を知っているだけではなく、その知識を日

常体験の中で実感していくことで身についていくのである。すなわち再教育を行うためには、セラピストが自ら学んだ知識を、体験と言語化を通して智慧に変えて身につける必要があり、その身につけた分の智慧だけを、迫力をもって実習者に伝達することが可能となる。つまり、セラピスト自身の生き様が実習者のモデルとなっていったとき、まさに再教育が効果的に行われるのである。

3. 再教育に必要なたとえ話

　実習者にとって、理論のみを学んでも具体的なイメージがなければ、日常生活の改善につなげにくいものである。それゆえ、再教育を行うとき、より効果的にヨーガの智慧を実習者に伝えていくためにたとえ話（anecdote）を利用していく。現代の大催眠家であったミルトン・エリクソン（Milton, H. Erickson）は、その治療においてたとえ話を多用した。その理由として、ザイク（Zeig,J.K., 1985）は次にように述べている。

> 「エリクソンの逸話は、単純な発想を生き生きとしたものに変える。物語にして示すと考えがおぼえやすくなるだけでなく、治療的状況が活性化される。」
>
> 「逸話はものごとを記憶にとどめるきわめて有力な方法である。意外な警句や気の利いた文句、明快な比喩によって記憶には付箋（tag）が付けられる。」

また、オハンロン（O'Hanlon,W.H., 1987）も次にように述べている。

> 「お話は、新しい可能性を暗示したり、クライアントを聞き役に回らせるために、能力を引き出すために、暗示を散りばめるために、その他さまざまな目的を達成するために用いることができるだろう。」

以上のように、たとえ話は実習者が興味をもって聴き入るため、記憶に留めやすくなる。そのため、実習者にとって覚えやすい題材となる。また、たとえ話は暗示効果があり、実習者が今後進んでいく上での指針となり得るだろう。

　このように、実習者にヨーガの智慧を入れたたとえ話を有効利用することによって、理智の修正に向けて進みやすくなるのである。次項においては、そのたとえ話を作るための解決構成モデルを提示していく。

4. 解決構成モデルによる代替案の形成

　代替案を形成していく場合、実習者は不健康な状態でヨーガ療法を受けに来るので、実習者が次に進むべき方向は健康増進の方向であることには変わりない。日本では「健康増進法」が2002年に施行され、国を挙げての健康増進に取り組んでいる。しかし健康増進法は病気を関心の中心に据え、病気の予防と改善のための健康増進を目的としていると考えられる。これでは、ヨーガ療法における代替案を形成していく上で有効な方法とはいえない。

　他方、WHOは従来の健康の概念に"Health is a dynamic state of complete physical, mental, spiritual and social well-being and not merely the absence of disease or infirmity."というように、dynamic とspiritualという2語を追加することを1999年の第52回総会で審議した（臼田・玉城、2000）。当時は結論が出ずに議長預かりということとなり、その後頓挫したようだが、この概念定義から単に病気がないことを健康とするのではないという趣旨が読み取れる。

　つまり前述の健康の概念からすると、代替案形成のための健康増進は病気の予防や病状改善を目指すだけではなく、より積極的な健康作りを目指す必要があるといえるだろう。そのように理解すると、代替案形成のための積極的な健康増進には、従来の医学モデルのように病気の原因をつきとめてその原因を除去するという「問題除去モデル（problem oriented model）」よりも、到達

目標となる理想的健康状態を積極的に作り上げていこうとする「解決構成モデル（solution oriented model）」によるアプローチが、より有効だと考えられる。また、先述したたとえ話を作り出していく上でも、未来に向けた行動を積極的に作り出していく解決構成モデルが有効であると考えられる。

まず本項では、問題除去モデルと解決構成モデルの違いについて概説する。

問題除去モデルとその特徴

通常、問題が発生すると、その原因を探し出してそれを取り除くといったアプローチがとられる。このようなアプローチモデルを、問題除去モデルと呼ぶ。このモデルは、特に工学・理学・身体医学などの自然科学の分野で大きな成果を導いたモデルである。これ以外の分野でも、現代の科学理論の大半はこのモデルに立脚している。通常、このモデルに慣れ親しんでいることから、日常生活のあらゆる場面において問題が発生すると、我々はその原因を探し出してそれを取り除いていくという発想でアプローチを試みている。

このような問題除去モデルに従い、現在目の前で生じている問題の原因を探そうとすると、通常それを過去に求めることとなる。たとえば、車のエンジンが止まったとすると、エンジンが止まるに至った原因を探し出そうとする。そこで電気系統の断線という原因が見つかると、その断線という原因を取り除く処置を講じていく。身体医学の場合も同様で、痛みや発熱が生じるとその原因を探り出し、その原因を取り除くための投薬や手術をするのが通常の治療である。このように、現象の成り立ちの理由を過去や環境要因に還元する理論を原因論（etiology）と呼び、第6章で示した。そして先に示した問題除去的アプローチは、この原因論に立脚したモデルであることが理解できる。

このような問題除去モデルの隆盛によって、物質的にはとらえにくい現象を扱う精神医学や心理学・教育学・社会学などの人文・社会科学の領域でも、伝統的には問題除去モデルで研究が進められてきた。たとえば、ある精神症状は過去の虐待に起因しているというものや、ある行動は人格のある部分の未発

達に起因しており、その未発達の原因は幼児期の親子関係に原因があるという理論や、現在の学級崩壊現象は親の躾が変化し、教師の質が変わり、社会システムの変化から親も子どもも質が変化したからだ、といった類いの原因に帰する還元論的な現象理解である。

　ところが、これら精神医学や人文・社会科学の領域において問題除去モデルで問題解決を図ろうとする場合、野田（1991）が指摘するように次のような問題点がある。第1点目は、常に複数の原因が複雑に絡んでいるため原因を特定しにくいという点である。第2点目は、過去の原因が特定されたとして、過去に戻ることができないためその原因を取り除き難いという点である。第3点目は、環境側の原因が特定されたとしても自己努力でそれらを取り除き難い場合が多いという点である。この他、第4点目として注意すべきは、過去や環境に原因を求めた場合、個人は受け身の立場になってしまい責任転嫁構造の中に陥り易くなる点である。こうなると、自己決断と自己責任にもとづいた自己努力で変化を作り出しにくくなる。言うなれば、自身の幸せのスイッチを、他者を含む環境側に明け渡してしまうことになりかねない。第5点目は、これら原因を探り問題を除去したとしても、健康な暮らし方を知らなければ、その時点での問題はなくなってもそれだけで精神的にも社会的にも健康であるかはわからないのである。

解決構成モデルとその特徴

　このモデルは、目前の問題の原因究明には当面焦点をあてず、これから至ろうとする未来の解決像を積極的に構成していくモデルである。つまり、目前の問題の原因を除去するために労力をかけるのではなく、それらの問題がなくなった時点でどのように暮らしていたいか、あるいはそれらの問題があったとしてもどのようにすればより幸せに暮らせていけるか、という未来の解決像に焦点をあて、その解決像を積極的に作り出していくことに労力をかけるのである。このモデルは、先述の第5点目に挙げられているような問題除去モデルでは解決像

が作り出せない、という問題点を自ずと払拭している。

　実際、対人関係的問題がある場合でも、居心地のいい場所や関係を作り上げていくにつれ問題行動が自ずと減少していくことを、臨床現場でしばしば経験する。と同様に身体的健康状態においても、健康度を高めていくにつれこれまでの症状がいつの間にか消失していることも、ヨーガ療法グループでは頻繁に経験する。つまり、たとえ現在の問題解決に直接取り組んでいくにしても、「今後、どうなっていきたいのか」という目標設定をした上で、その目標に向けて「今ここ（here and now）」で何をしていけばいいのかを考えて実行していくことに専念していけば、当面の問題がいつの間にか解決しているというプロセスを通るのである。

　先述の問題除去モデルの第1の問題点である、複雑に原因が絡んでいたとしても、それには関わらずに解決像を先に作り上げていくことができる。第2点目の過去に戻れないという問題に関しては、過去に戻る必要がないため、未来に向けて積極的に関わっていくだけで対処が可能となる。

　さて、このモデルはもともと心理療法の構成主義（Constructivism）の立場から提案されてきた。構成主義は、長谷川（1989）が示すように「我々人間の現実認識は、我々自身が構成、構築したものであり、いわゆる客観的現実が観察者と独立に存在すると考えるべきでない」という立場をとっており、個々人のことばと行動により現実が構成されていく、と考えている学説である。それゆえ構成主義の立場に立脚すると、環境に対して積極的な関わりを作り出していくことが可能となり、先述した第3点目の環境側の問題があったとしても、自己努力による対応をし続けることが可能となるのである。

　以前拙著（1995）で、この目的論に立脚した場合、未来に対して自己決断と自己選択の可能性が拡がることを示したが、このことから先述の第4点目の問題である問題除去モデルによって生じる受け身的立場と責任転嫁構造の助長から抜け出し、常に自己決断と自己責任による行動選択と実行が可能になると考えられる。

ところで、解決構成モデルは未来の目標に従って現実を構成していくため、目的論（teleology）に立脚している。この原因論と目的論は共に現象理解のための理論であり、古くはアリストテレス（Aristoteles）が「4原因説（Four causes）」として記述している（中島、1997）。アリストテレスは、ものごとの成り立ちの理由を(1)質量因(hyle)、(2)形相因(eidos)、(3)始動因・作用因(arche)、(4)目的因(telos)の四つの理由から説明した（p.107参照）。また、解決構成モデルで述べている目的とは、目的因のことである。以上からすると、原因論も目的論も現象を理解する上での視点の違いであって、どちらが正しいかというものではないことが理解できる。現象に対して現実的対応をする上で、どちらの視点がより有効な対応策を導きだせるかということが重要になるのである。その違いは表7-1に示しておく。

そのようなことから筆者は、冒頭で示した身体的精神的社会的スピリチュアルな4側面での積極的な健康増進を行っていく場合、原因論よりも目的論に立脚した解決構成モデルにもとづくアプローチの方がより有効ではないか、と考えている。

以上、問題除去モデルと解決構成モデルの比較をまとめると表7-1のようになる。

表7-1 問題除去モデルと解決構成モデルの比較

	問題除去モデル	解決構成モデル
得意領域	工学・理学・身体医学等自然科学領域で著効	人文・社会科学領域や精神医学の一部領域で有効
人文・社会科学・精神医学領域での問題に対処する上で	複数の原因が複雑に絡み、原因が特定困難な場合が多い	複雑な原因にかかわらず、解決像の構成は可能
	過去には戻れないため、過去の原因は特定されたとしても除去できない	未来については、これから対処可能
	原因が特定されても、自己努力で取り除きがたい場合が多い	どこまでも自己努力での対応策を作り出すことが可能
	個人は外的原因に対して受け身の立場になりやすく、責任転嫁構造に陥りやすくなる	自己決断、自己責任、自己努力の解決像を作り出すことが可能
	問題を除去しただけでは、精神的・社会的健康状態はわからない	健康な状態を積極的に構成しやすい

5. 解決構成モデルにもとづくヨーガ療法による健康増進

　身体的精神的社会的スピリチュアルな4側面での健康増進のためには、そもそも増進する先、つまり目標が必要である。このことからすると、健康増進という概念自体、本来解決構成的概念と考えてもいいだろう。そして、その目標を積極的に構成していくためには、解決構成モデルがより有用なものとなり、実際には完全なる健康という理想形と完成形を提示するヨーガ療法は、このモデルと極めてマッチするアプローチと筆者は考えている。以下、身体的精神的社会的スピリチュアルの各側面における健康について検討していく。

身体的健康の促進

　まず、身体的健康を考えると病気がないことが最低限の健康になるのだが、病気がない状態であったとしても身体的な老化が進んでいくことからは誰しも逃れられない。しかしながら、現時点での身体的健康状態からさらなる健康増進をしていくことも通常は可能な場合が多い。その場合、現状把握した時点からの実現可能な短期目標を立てつつ、今ここで何をしていけばいいのかを決定し、実行していくことが可能となる。殊に身体疾患がある場合、その状態の悪化防止が最低条件であるため、現状把握は特に重要となる。その上で、さらなる健康度向上の目標を設定し、そこへのアプローチを組み立て実行していくことが必要である。これは、従来の健康増進で見られるアプローチと同じである。

　さてヨーガでは、人間を5つの層で成り立つ存在として理解する「人間五蔵説（Five Layered Existence）」に立脚している。この人間五蔵説は、身体の層「食物鞘（ANNAMAYA KOSA）」、呼吸とエネルギー（プラーナ PRANA）の層「生気鞘（PRANAMAYA KOSA）」、知覚作用と感情・感覚の伝達作用の層「意思鞘（MANOMAYA KOSA）」、認知や知的判断を司る層「理智鞘（VIJNANAMAYA KOSA）」、そして全ての記憶の貯蔵庫「心素（CITTA）」を含み、純粋意識（PURUSHA）としての真我（ATMAN）に直接つながっているとされる層「歓喜鞘（ANANDAMAYA KOSA）」の5層で構成された、多重構造の統一体として人間をとらえている。これらについては第1章で詳説している。この立場からすると、身体的健康は食物鞘と生気鞘の健康といえる。

　2000年以上前に、パタンジャリによって編纂されたとされるヨーガの古典的教科書『ヨーガ・スートラ（YOGA SUTRAS）』（以下のサンスクリット語原文は、http://www.arlingtoncenter.org/Sanskrit-English.pdfを参照した）には、この食物鞘と生気鞘へのアプローチである座法（ASANA）と呼吸法（PRANAYAMA）について次のように書かれている。「2.46 STHIRA

SUKHAM ASANAM. 座法は、快適で安定したものでなければならない。」「2.47 PRAYATNA SAITHILYANANTA SAMAPATTIBHYAM. 自然な性向である落ち着きのなさを減じ、無限なるものに瞑想することによって、座法は習得される。」「2.48 TATO DVANDVANABHIGHATAH. 以後その者は、二元性によって乱されることがない。」「2.49 TASMIN SATI SVASA PRASVASAYOR GATI VICCHEDAH PRANAYAMAH. 安定した座法が得られたならば、呼気と吸気が制御されなければならない。これがプラーナーヤーマ（調気）である。」以上からすると、『ヨーガ・スートラ』における食物鞘つまり身体面での目標は、解脱に向けた心の制御法である瞑想ができる身体作りだといえるだろう。何時間もの間、微動すらしない姿勢で瞑想し続けられるような身体作りが、現実的目標といえる。実際に瞑想を体験すると、1時間という短い時間であってもその姿勢を崩さず座り続けるのは至難の業である。これを数時間、数日続けるといったヨーガ行者の身体的健康度が、いかに高いかが理解できるだろう。このように座り続けるには、少なくとも筋骨格系（musculoskeletal system）の柔軟性と姿勢保持の筋力が必要となる。この他、16から17世紀頃の行者スヴァートマーラーマ（SVATMARAMA）が記した『ハタヨーガ・プラディーピカー（HATHA YOGA PRADIPIKA）』（以下のサンスクリット語原文は、菅原訳：2013を参照した）には、「1.17 HATHASYA PRATHAMANGGHATVADASANAM PURVAMUCHYATE | KURYATTADASANAM STHAIRYAMAROGHYAM CHANGGHA-LAGHAVAM 心身の剛健さと無病、手足の軽快さなどを得るためには、アーサナを行じるのがよい」と記されている。また、「1.47 PITHANI KUMBHAKASCHITRA DIVYANI KARANANI CHA | SARVANYAPI HATHABHYASE RAJA-YOGHA-PHALAVADHI 種々のアーサナ、クンバカ、その他の優れた諸行法など、ハタ・ヨーガの修行に関するすべてのことは、その結果たるラージャ・ヨーガが行じられるまで行じなければならない」とも書かれている。つまり、身体中心のヨーガであるハタ・ヨーガは、最終的に瞑想を

重んじて解脱に至るラージャ・ヨーガを修していくために行じなければならないとされており、先述の『ヨーガ・スートラ』の言説と同様のことが記されている。

以上が、ヨーガにおける身体的健康の理想的状態といえ、それへ向けての座法と呼吸法といった具体的技法が完備されているのである。ヨーガ療法も、この方向性に向けて構成されているため、この理想形に向けて実施していく。

精神的健康の促進

精神的健康については、いかなる身体的病気の中にあってもかつ死の床についていようとも、本来精神的健康度を保つことは可能であり、さらに高めることも可能である。つまり、身体的老化と死をまぬがれることはできないが、精神的にそれらを受け入れ、最後の一瞬まで精神的な健康度を高めつつその一瞬一瞬を生き抜くことは可能なのである。もちろんこれは容易にできるものではないが、理論上可能であり、実際にそのように生き抜いた人たちも多々いるのである。第二次大戦中のアウシュヴィッツ強制収容所（Das Konzentrationslager Auschwitz）の中でさえ、このような精神的健康度を保ち続けることを実践したヴィクトール・フランクル（Viktor Frankl, 1985）の著作『夜と霧（Trotzdem Ja zum Leben sagen: Ein Psychologe erlebt das Konzentrationslager）』を見ても、また同じアウシュヴィッツで身代わりで餓死刑となったコルベ神父（Maksymilian Maria Kolbe）の話（川下勝、1994）からも、死と隣り合ってでも精神的健康を最後の瞬間まで保てることが理解できるだろう。さらに、強制収容所体験者の健康について終戦後研究したアントノフスキー（Aaron Antonovsky, 1987）も、研究で得た知見から健康生成論（Salutogenesis）を提唱している。

逆に、精神的に不健康である場合、未来の結果への不安、過去の結果への後悔、他者の心の内を想像することによる不安や恐怖さらには怒りなど、自己努力での操作が不能な対象への執着から、種々の感情的動揺を自身で作り出し、それを基にさらに妄想的思考を巡らして感情的動揺を増幅してしまいやす

い。これに対して、精神的に健康な状態は、「今ここ(here and now)」の客観視(mindful observation)ができ、現実をマイナスにもプラスにも色づけることなくそのまま観ることができ、感情的動揺から離れた現実的対応を可能とするような状態といえる。このような精神状態は、到達目標である理想的解決像といえるだろう。つまり精神的な健康増進とは、このような解決像に向けて「今ここ」の一瞬一瞬を生き抜いていくことを援助することといえる。

　さてこのような状態は、伝統的ヨーガの中の行動で解脱を目指す「カルマ・ヨーガ（KARMA YOGA）」における無執着の行動（スワミ・ヴィヴェーカーナンダ Swami Vivekananda, 1989）と一致しているといえる。また、2000年以上前に記された『バガヴァッド・ギーター（BHAGAVAD GITA）』には、「2.64;65 RAAGADWESHA VIYUKTAISTU VISHAYAANINDRIYAISHCHARAM; AATMAVASHYAIR VIDHEYAATMAA PRASAADAMADHIGACCHATI. | PRASAADE SARVADUHKHAANAAM HAANIR ASYOPAJAAYATE; PRASANNACHETASO HYAASHU BUDDHIH PARYAVATISHTHATE.（目・耳・鼻・舌・皮膚・授受・移動・生殖・排泄・発話といった10種の）感覚器官の対象物への愛憎を離れ、諸々の感覚器官の働きを制御し自己を制した人物は、感覚器官の対象物の中にあっても平安の境地に達するのだ。平安なる境地においてその者のすべての苦悩は消滅する。というのも、平安なる境地にある者の理智は直ちに不動となるからである」と示されている（木村慧心訳, 2008）。まさにこのような状態が精神的健康の目標といえるだろう。これらは五蔵説の中での意思鞘、理智鞘、歓喜鞘に関連しているといえる。このための技法として『ヨーガ・スートラ』には制感（PRATYAHARA）、凝念（DHARANA）、禅那（DHYANA）が示されており、これらを踏襲しているヨーガ療法は精神的健康を作り上げていく上で有効な具体的アプローチを有している。

社会的健康の促進

　ヨーガにおける社会的自己制御は、木村慧心（2011 p.16）が示すよう

に禁戒（YAMA）と勧戒（NIYAMA）であり、これらは「私たち個人がこの社会の中で担わされている役割に対して、自分の立場を悟り、意識化し、その役割に対する自己認知を深めて自己を制御する方法」である。禁戒は、『ヨーガ・スートラ』において「2. 30 AHIMSA-SATYASTEYA-BRAHMACARYAPARIGRAHA YAMAH 非暴力・正直・不盗・禁欲・不貪が禁戒である」とされている。また、「2. 32 SAUCHA-SANTOSA-TAPAH-SVADHYAYESVARA-PRANIDHANANI NIYAMAH 清浄・知足・勤勉・聖典学習・宗教心涵養が勧戒である」とされている。これら5項目ずつの禁戒と勧戒は、日常の自己規範として用いられる。そこでは、それらを破ることは悪いことだ、というような価値観を押しつけるのではなく、その基準を守っているか？ 守れたか？ ということを常に意識化し内省しつつ、日常生活の中でも意識を向け続けていき、自身の行動を自己制御していくことが重要とされるのである。そして、これらを24時間365日続けられるようになったとき、解脱していると考えられている。つまり、覚醒時の全ての時間のみならず、就寝中夢を見ているときでさえ自己制御しているということである。故に、これが社会的自己制御と社会的健康度を増進した先の理想形となり、ヨーガ療法はこの実現のために瞑想と理智教育を提供していく。

　また、ヨーガの中で社会的存在を重視しているのは、『カルマ・ヨーガ（KARMA YOGA）』（Swami Vivekananda, 1899）の中で説かれている家住者（householder）の務めだろう。行者は自己修行に専念するが、在家の者はその家族の中での務めを果たすことが重要とされている。これが、俗世の中での社会的健康の基本的目標といえるのではないだろうか。

　また社会的健康は、前述の精神的健康と相互に作用しているといえる。客観視によって自身の欲に気づき、行動の目的に気づき、周囲の状況に気づいていくことが、精神的健康を高めかつ社会的健康を高めるのである。このような「今ここ」での気づきによって、自ずと社会と自分自身がどう向き合いどう付き合うかが見えてくるのである。

スピリチュアルな健康の促進

　スピリチュアルな健康とは、自己存在のあり方、超越的力との関係に関わる健康といえる。これまでに見てきた身体的精神的社会的健康は今生の俗世における健康増進であり、日常生活上の健康目標であるといえる。これに対してスピリチュアルな健康は、まさに自身の存在自体についての意義を問うものであり、また死後の世界にも通じるような自身の、それ以上に人間の限界を超えたところでの存在における健康といえる。

　安藤（2007）は現代のスピリチュアリティの定義を、①超越的次元の存在、②生の意味と目的の追求、③生における使命感、④生の神聖さの自覚、⑤物質的価値に満足を置かないこと、⑥他愛主義、⑦理想主義、⑧悲しみの自覚、⑨スピリチュアリティの完成、という9つの観点で示している。これらは、ある意味、宗教性に通じる概念といえる。これらからすると、スピリチュアルな健康増進とは宗教性を高めていくこと、といえるのかもしれない。

　大友（2013）は、安藤が示した現代のスピリチュアリティの定義を、ヨーガ療法は全てカバーしていると述べている。そもそもヨーガ療法はスピリチュアリティをまさに宗教性としてとらえており、超越的存在との付き合い方を身につけていくことをスピリチュアルな健康ととらえている（木村，2011 pp.22-30）。すなわち、伝統的ヨーガにおける完全なるスピリチュアルな健康状態とは解脱（MOKSA,VIMOKSA）であり、これは神である真我（ATMAN）を悟った状態であり、自身がすなわち神と合一（YOGA）なる存在であることを悟った状態である。筆者の理解として、ヨーガ療法におけるスピリチュアルな健康状態はここまでストレートには求めないが、個人と人間の限界を悟り、人間の力を越えた力があることを実感し、その力への素直な謙虚さを学んだ状態だと考える。そもそも個人の限界は極めて狭いものであり、人間の限界も自然界の中ではほんの小さなものである。2011年3月11日の東日本大震災を見れば、人間の限界がいかに狭いかが一目瞭然といえる。科学の限界も当然である。さらに

は、宇宙からすれば地球などほんの点でしかない。このように自分自身の限界を知り、人間の限界を知ることが、スピリチュアルな健康を形成していく上で重要な基盤となるだろう。

　また自身の身体は、食物や水、空気などの外から取り入れた物質の化学合成体でしかない。つまり、人間の身体は地球のエネルギー、ひいては宇宙のエネルギーが変換されたものであることを自覚し、さらに心的作用もまた脳の電気信号で作り出されているエネルギーの変換体であることを自覚したとき、自身が宇宙の一部であることを気づけるだろう。そこから、全ての物質や精神の元をたどれば宇宙のエネルギーであり、全ては本来一体であることを理解することができ、そこに永遠不滅なる存在を悟ることができるだろう。このように理解していくことが、スピリチュアルな健康増進になるのだと考える。さらに、有限なる全ての物質も精神も常に変化する中にあり、現象世界は常にうつろいゆくものでしかないという無常観を理解することによって、固定していると錯覚した対象へのこだわりから離れ、「今ここ」での無執着な行動が取れるようになるのだと考える。これらを身につけていくための技法としては、瞑想と理智教育が利用される。これが、ヨーガ療法によるスピリチュアルな健康増進に繋がると考える。

グループを利用した解決構成モデルによるたとえ話の作り方

　次に、再教育を目指して上述してきたヨーガの理想形を利用しつつ、7-3で示した解決構成モデルによるたとえ話（anecdote）の作り方の手順を示していく。これは、セラピスト自身の体験をたとえ話として利用できるように作り替えていく作業であり、セラピスト自身が解決構成モデルの発想を身につけていくためのトレーニングでもある。また、その応用がクライアントの解決像を作り出していく手順ともなっていく。ここでは、グループで他者の意見を聴きながらディスカッションしつつ作り上げていくことによって、自身の執着とこだわりのポイントに

ついても点検でき、また、異なる発想による幅広い解決像を構成することが可能となる。これ自体が、発想の幅を広げるトレーニングとなるのである。

1) セラピスト自身の最近あった、よくなかった出来事、悲しかった出来事、腹が立った出来事等の感情的になったエピソードを一つ記述する。ただし、ピンポイントの場面で十分であり、複数の連続したエピソードを出す必要はない。

2) ヨーガ療法アセスメントツールを利用して、その場面で見られるセラピスト自身のスピリチュアリティの程度について点検し、グループ内でディスカッションする。実際には、半構造化面接マニュアルまたは質問紙を利用する。内容は、次の通りである。点数については特に問題とはならない。半構造化面接での評価点は日常場面に対する点数ではなく、このエピソード場面での評価点となり、その点数の妥当性についてディスカッションしていく。この場面ではそもそも感情的になっているので、この場面においてスピリチュアリティの程度は低いものとなるが、自己評価では日頃からできているつもりになっていることが大半である。この点についてディスカッションしつつ検討し、評価点の妥当性についてセラピスト自身の自覚を促していく。通常、自己評価点は下がる場合が多い。スピリチュアリティの点検内容は、次のような5点についてである。なお本概念は、Bisht,D.B.（1999）がヴィヴェーカナンダ・ヨーガ研究所（Vivekananda Yoga Anusandhana Samsthana）で提示したスピリチュアリティ概念を基に構成されている。

　　a)＜物に執着しない＞VS＜欲深である。自分に属さぬものを他人から取ろうとする＞
　　b)＜非暴力・友好的＞VS＜暴力的である＞
　　c)＜失うことを恐れない＞VS＜失うことを恐れる＞
　　d)＜信じる力がある＞VS＜懐疑的である＞

e）＜感情に左右されない＞VS＜怒りなどに執着している＞

3）その場面で、セラピスト自身の執着・こだわりの分析を行う。感情を向けている相手役、そこでの要求、何を伝えたかったのか、何をしてほしかったのか、してほしくなかったのか、について検討し、セラピスト自身が何について執着していたのかをディスカッションしていく。

4）感情的になった場面までは変えず、環境側の要因は変えず、エピソードの主人公の自己努力で変えられるもののみを変えていく。感情的になった場面以降、主人公がヨーガの理想形を身につけたとしてその場面をとらえなおし、その後、理想的行動をしてハッピーエンドに向けて物語を作り上げていく。繰り返すが、環境側のシビアな状況は変えずに、あくまでも理想形の主人公として行動した結果としてのハッピーエンドである。このような代替案を複数作り出していく。決して、唯一の解決像としないことが肝要である。いくつかの可能性を常に探索し続けることも理智の修正には重要である。ただしこのとき、主人公本人は自身の当たり前に執着しているため、グループメンバーが積極的に理想形の側からの意見を出しつつ代替案を提示していくことが必要である。また、笑いを入れ、ブレインストーミングをしつつ、複数の代替案を積極に作り出していくことも重要である。ブレインストーミングであるので、奇想天外なものも認められる。ただし、実現可能かどうかは次に点検するので、ここでは様々な解決像を構成していくだけである。あくまでも、発想の幅を拡大していくことが重要である。

5）その代替案についてヨーガの健康に沿っているかどうかを点検し、主人公が実現できそうな案を採用していく。この時点では、あくまでもヨーガの智慧にもとづいた健康に向かう解決像となっているかを点検していくことが極めて重要である。つまり、「今ここで、私にできること」を作り出していくのである。過去はいくら考えても取り戻しはできない。未来は不確定であり、どれだけ望んでも実現の確証はない。どうしてもこのよ

うに動いてほしいし自分も動きたい、という我欲があった場合、新たな我欲に結びついてしまい兼ねない。その方向での代替案は、飢えを海水で満たそうとするようなものとなり、さらなる欲が雪だるま的に出てくる可能性が高い。このように採用した案を、時間があればロールプレイの中で実験してみることが有効だろう。

ここでのポイントは、環境側を変えず自己努力での変革を行うことである。主人公の行動原則は、次のようになる。
　① 自己努力で変えられるものは、変えるための自己努力をし続ける。
　② 自己努力で変えられないものは、受け入れる。
　③ 自己努力で変えられないものは、今は考えずに放置する。

すなわちこの３つの選択肢を選んでいるときは、苦やストレスを生じさせないのである。変えられる可能性がある中で自己努力し続ける場合、自己努力自体が喜びに結びつきやすいものである。また、日常生活の中では自己努力で変えられない対象の方が多く、その場合、どうにもならないものは受け入れてしまうと楽になり、放置している間は取り組む必要がない。しかし、放置した場合、いずれ受け入れることが必要にはなるだろう。このように受け入れた上で、どのように対応していくかを検討していけばいいのである。また、これら３つの選択肢を取る決断自体が、苦からの解放につながるだろう。

　他方、自己努力で変えられないものに対して、変えようと執着し続ける場合、苦やストレスに変換されやすい。環境要因は、そのほとんどが自己努力ではどうしようもないものばかりである。この場合、p.39の課題の分離で示した概念が役立つ。まず、自分自身が責任をもって取り組める課題と、他者にしか取り組めない課題を区別する。他者の課題とは、他者の言動や心の内はその人にしか最終的にコントロールすることができないため、主人公には最終的にはどうすることもできない課題なのである。他者の言動については、命令や依頼する

ことは可能だが、それを100％聞いてくれる保証はどこにもない。たまたま聞き入れてくれた場合は、単にラッキーなだけである。それゆえ、他者の言動は変えずに、自らの決断と責任と自己努力で取り組むことができる自分の課題だけを対象として取り組んでいくことが妥当であり、むしろ適切なのである。

　今一つ代替案を考える上で注意しておくことは、自己努力では何もできないと短絡的にとらえるのは早計であり、自己努力で変えられる対象は探せば意外なほど出てくるという事実である。先述したように、第2次大戦下のナチスの強制収容所に収容されていたフランクルは、自己努力で対処できることがあることを、身をもって示したのである。これ以上の過酷な状況は、現代の日常生活の中ではなかなか遭遇しないものである。それゆえ、まだまだ自己努力による改善策は残されているのであり、それらを探し続けて実行していくことも重要である。

　このようにヨーガの理想形を利用する場合、先述したスピリチュアリティの5つの条件を兼ね備えた人として振る舞うというやり方もあるが、理想形は他にも『チャラカ本集』第4編第4章36-40節に示されている善性優位7種のタイプを、木村（2017）は提示している。ブラフマー神型、アールサ／聖賢型、インドラ神型、ヤマ神型、ヴァルナ神型、クベラ神型、ガンダルヴァ半神型といった7種である。

　このような理想形になりきって、実際の場面で振る舞うイメージをできる限り多く作っていくことによって、いつの間にかヨーガの健康を学ぶことが可能となるのである。そして、ヨーガの健康にもとづく代替案をセラピスト自身が身につけ、日常で実践していくことによって、実習者に対してたとえ話をすることが可能となっていく。

個人セッションにおける解決構成モデルによる再教育

　ヨーガ療法ダルシャナの個人セッションの中で再教育をしていく場合、効率よ

くヨーガの智慧を伝達することはかなり困難である。そのような場合、別にヨーガの智慧を学ぶグループを利用することが有効である。そのようなグループで学べば、個人セッションの中では具体的な解決像を代替案として作っていくのみとなる。

そのための質問としては、「どうなっていきたいですか？」「その場面で、理想形の人だったらどのように振る舞うと考えますか？」と聴いていくことによって、具体化していくだろう。

このような質問は、解決志向のソリューション・フォカスト・アプローチ（Solution Focused Approach、以下SFA）や短期療法（Brief Therapy、以下BT）で利用されている。そこでは、ミラクルクエスチョンという「もし、今晩奇蹟が生じて全ての問題が解決したとすると、明日はどのように暮らしますか？　朝起きてきたときどのように皆と顔を合わせますか？　その後、どのように暮らしますか？」というような質問をして、具体的な解決像を構成していく。あるいは、いつもこの人との間では問題が生じるというような場合、その人との間で問題が生じなかった場面やスムーズに対応できた場面といった例外を聞くことによって、すでにできている解決像を強調していくことも行う。さらには、「最高の状態を10点として、現在は何点ですか？」という現状を点数化して現状を客観視し、過去の例外を探すことを援助するスケーリングクエスチョンや、「これまでどのように問題に対処してきましたか？」「どのように悪化させないように対処しましたか？」というコーピングクエスチョンを用いて、解決像を積極的に構成していくのである。

しかしながら、これらSFAやBTは、実習者のニーズをそのまま実現させる方向で進むので、場合によっては我欲を強める手伝いをしてしまう可能性もあるので、注意が必要である。ヨーガ療法の場合、そこには理想形があり、健康増進の基本方針があるため、今後進んでいく方向性が当初から定まっているのである。ただし、そこでは方向性が提示されるだけであって具体的な行動を規定されているわけではない。具体的解決像は個々の事例とその時の状況によっ

て異なってくるため、千差万別の解決像が構成されていく。

　ヨーガ療法と同じように、当初から解決像の方向が定まっているのはアドラー心理学である。アドラー（Ansbacher,H.L.&R.R.,Ed., 1956）は、治療の目標は共同体感覚（Gemeinschaftsgefühl, social interests）の育成であり、治療は協働（co-operation）のトレーニングであると述べている。この共同体感覚は生得的にその可能性を有しているが、積極的にトレーニングされない限り身につかないとされている。これは、自己中心的な私的論理（private logic）から離れたコモンセンス（common sense）にもとづく感覚といえ、他者の関心に関心を向ける姿勢の元になっているといえるだろう。このような共同体感覚にもとづく協働は、カルマ・ヨーガにおける我欲から離れた無執着の行動に匹敵すると考えられる。それゆえ、両者は同じ理想形を有しているともいえるだろう。

理想形を利用する上での注意事項

　先述したような理想形を利用した解決像を構成していくためには、まずヨーガの智慧に関する理智教育が必要となり、それにもとづく方向をある程度合意させていく必要がある。セラピストが理想形をどれだけ伝えたとしても、実習者がその理想形の元になっているヨーガの智慧を合意しない限り、その理想形を納得して採用しないだろうし、日常生活に応用することもなく実践もしないだろう。反対に拒否反応を示す場合は、その理想形をも拒否することだろう。

　このようにヨーガの智慧に対して納得と合意が得られない場合、むしろ実習者は我欲にもとづく方向で解決像を構成しやすくなり、これまでの問題を作り出す延長で進んでしまいかねない。それゆえ、ヨーガの理想形にもとづく解決像を構成していくためには、セラピストと実習者の間でヨーガの智慧を共有することが必要となるのである。

　次に、このような方向の解決像を構成していく上で重要となるのは、ヨーガの智慧をセラピストが身につけている程度である。セラピストの理解の程度によって、その方向が適切な方向に向くのか、いつのまにか我欲にもとづく方向に

向くのか、あるいは原因論的で状況依存的な解決像になっていくのかが影響を受けていくだろう。このような点について気づくためには、事例検討会（case conference）への提出や個人または集団のスーパーヴィジョン（supervision）を受けて点検していく以外にないのである。

　今一つセラピストが注意しておくべきことは、ヨーガの智慧や解決像を押し付けないことである。実際の事例では、ヨーガの智慧とそれにもとづく理想形、さらにはそれを具現化した解決像を構成していく上で、セラピストが実習者にそれらを押しつけてしまうことが度々みられる。特にグループ療法において解決構成を進めていく場合、グループメンバーが良かれと思い込んだ解決像にメンバー自身が執着し、「これは絶対にいいのだから」と言う場合や、「この考え方はあなたに必要なんだから」あるいは「ヨーガの智慧からすれば、こうするものよ」と、相手のニーズや意向さらにはヨーガの智慧が身に付いている程度を無視して押しつけようとする。また、他のメンバー全員で「これが絶対いい」「これ以外にない」と思い込みの中で合意ができてしまった場合、事例提出者の状態や意向も聞かずに押し切ってしまい、事例提出者が不満を示している場面にも遭遇する。個人セッションでは、セラピストが伝えておきたいヨーガの智慧、さらにはセラピスト自身が救われるきっかけとなったヨーガの智慧や具体的な解決像にセラピスト自身が執着してしまうと、実習者の意見を否定し、その上で押しつけるといった行動に出ることが多いものである。

　これらヨーガの智慧や理想形を受け入れることもあるいは拒否することも、最終的には実習者に選択権があるのであって、セラピストが押しつけることはできないのである。また、押しつけようとすれば、自ずとドロップアウトに向かっていくことだろう。

6. 代替案の実行を勇気づける

　実習者は、自身の執着とこだわりのポイントを理解し代替案を構成したとし

ても、なかなかそれを実行に移す勇気がない場合が見受けられる。そのようなときに、まずは実験して結果を確かめてみることを提案する。また、短期療法（Brief Therapy）では、

① うまくいっているときにはそのまま継続。
② 一度でもうまくいったときは、それを再度行う。
③ うまくいかないときは違うことをする。

という法則がある。そもそも科学的推論とは、「同じ発想で、同じ手続きをすると、同じ結果に至る」というものである。それゆえ、うまくいかないことを同じ発想と手続きのまま継続すれば、同じ結果が持続されるのである。これら科学的推論と短期療法の法則を説明することによって、新たな行動実験を行えるように勇気づけるのである。

このように代替案の実行を勇気づけ、それを実験的に実行し体験してもらった後に、次回のセッションの中で体験報告を聴き、何を学んだかを確認していく。この言語化作業を通して行動の新たな法則を見つけ出し、それを定着していくのである。この作業は、p.92ヨーガ療法ダルシャナのプロセスとヴェーダ瞑想のプロセスにおける共通点で述べた通りである。これによって、新たな行動の法則を定着させていくことが可能となる。

まとめ 第7章 代替案の構成

問題除去モデル
問題の原因を探して取り除く
⇒除去しただけでは精神的・
　社会的健康状態はわからない

解決構成モデル
問題の原因究明には焦点を当てず、
未来の解決像を構成する
⇒健康な状態を積極的に構成しやすい

・どちらも現象を理解する上での単なる**視点の違い**
・どちらの視点がより**有効な対応策**を導き出せるかが重要

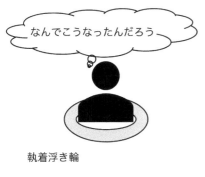

執着浮き輪

これまでの人生

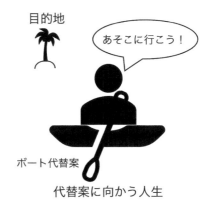

目的地

ボート代替案

代替案に向かう人生

 を作り出すためには**ヨーガの智慧の再教育**が必要

代替案と目的地

① **執着の無意味さの自覚**
② **カルマ・ヨーガの必要性**
③ **迷妄（マーヤー）の自覚**

※ セラピスト自身が聖典学習や伝統的ヨーガ修行によって
　身につけた分だけ伝えられる

第8章
終 結

　インテークからヨーガ療法アセスメント（YTA）を行い、インフォームドコンセントを取り、座法・呼吸法・瞑想法についてのヨーガ療法インストラクション（YTI）を行い、個人またはグループでのヨーガ療法ダルシャナ（YTD）によってセラピーを進めてきたが、最後にセラピーとしての終結を行う必要がある。本章は、ヨーガ療法の終結方法とそこでのヨーガ療法ダルシャナについて解説する。

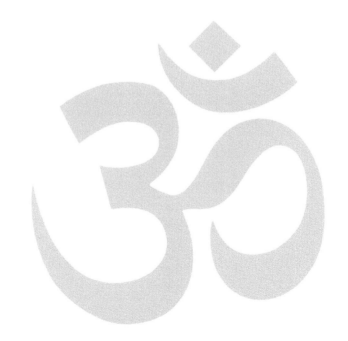

1. 終結のプロセス

　ヨーガ療法を進めてきて、実習者とのインフォームドコンセントによる目標も達成できた段階になると、終結に向けて、実際に達成できたかどうかを各鞘についてアセスメントを行っていく必要がある。そこで、当初行った身体的チェックと心理テストを利用しつつ、ヨーガ療法アセスメントを各鞘について行っていく。その場合、計量的データを測定できるのであれば、できる限り客観的指標となるデータをとっていく。そのデータにもとづき、ヨーガ療法開始当初と現在の比較検討を実習者自身に行ってもらい、変化があればそれを実感できるように工夫する。

　この時点でのヨーガ療法ダルシャナは、ヨーガ療法参加当初と現在の比較考察ができるように質問し、変化している場面に焦点を当てるように工夫する。終結セッション内で、実習者が「あまり効果が出ていない」と述べたとしても、前後比較を詳細に行っていく中で、効果が生じていたことを実感することもある。また、数値的には効果が観察されなかったとしても、実習者の語りのデータの中では変化を実感していることを語ることもある。

　数値的あるいは実習者の実感によって、インフォームドコンセントで合意した目標に到達している場合は、実習者とセラピストとの合意の上でヨーガ療法を終結させていく。またその終結時に、ヨーガの智慧をさらに学びたいという希望が出てきた場合、日本ヨーガ・ニケタンが開催する講座や、伝統的ヨーガ修行への道を紹介することとなる。

2. 目標に到達していない場合

　前節のプロセスにおいて、インフォームドコンセントでの合意目標に到達していないということが実習者とセラピストの間で確認された場合、次の選択肢が示される。

第8章 終結

① 新たに目標を一致させた上で継続
② 効果がないため中断
③ 効果がないか、悪化のため、他機関にリファー（紹介）

　実習者がまだ終結に合意せず、さらなるヨーガ療法を希望する場合、終結のためのヨーガ療法アセスメントにもとづいて、新たな目標とその達成手段についてインフォームドコンセントを取り、再スタートを切ることとなり、これまでに示してきたプロセスを歩むこととなる。

　実習者が今回のヨーガ療法の効果がなかったことを認め、セラピストも同意した場合、②中断することを双方で合意していく。この場合は、その後の対応はしないこととなる。

　効果がないか増悪した場合において、実習者との合意の上で③他機関や別のセラピストに紹介していく。このとき、セラピストはプロフェッショナルの責任として、自身の限界を十分把握しておく必要がある。自身の限界を越えたケースをむやみに引きずって、さらに状態を悪化させるということをできる限り回避すべきである。そのように引きずるのは、多くの場合セラピストが自身のプライドやメンツといった我欲を優先しているためである。このような自己制御から外れた行為は、離欲を目指すヨーガ療法士としては厳に慎まなければならないことである。そもそも自身の限界に気づかないようなヨーガ療法士は、プロフェッショナルに値しないといえる。プロフェッショナルであるならば、どのような場合であってもヨーガ療法士自身の我欲の客観視と自己制御によって、実習者の利益を最大限考え、必要であるならばできる限り早期にリファーすることが妥当であり、責任である。

　このような合意をとりつけていくためには、ヨーガ療法ダルシャナが必要になるのである。この場合、あくまでもセラピストから一方的に決めつけた対応をするのではなく、双方向的コミュニケーションによって合意を取り付けていくことに変わりない。

このような丁寧な双方向コミュニケーションをとっていくためには、相手の関心に関心を向け、相手のニーズを把握し、こちらの提供できる内容とすりあわせていくという協働する姿勢がどこまでも必要なのである。それによって、ヨーガの智慧が十分伝えられ、その恩恵を実感できるようになった場合、実習者は伝統的ヨーガ修行への関心が高まることだろう。そのためには、ヨーガの智慧をヨーガ療法士自身が実感し体現できるようになることが肝要であり、自身の伝統的ヨーガ修行がことさらに重要となっていくのである。と同時に、ヨーガ療法の技術の習得も重要なのである。

3. 終結に際して

　実習者がヨーガ療法に初めて訪れ、インテークでの情報収集からヨーガ療法アセスメントを行い、アセスメントにもとづいてインフォームドコンセントを取り、ヨーガ療法インストラクション、理智教育、ヨーガ療法ダルシャナによって身体的精神的社会的スピリチュアルな側面での改善を目指して実習を進めていくことによって、全人的な改善をもたらすことができた場合、実習者にとっては大きな恩恵がもたらされるに違いない。しかし、その恩恵をもたらすのは、セラピストの腕もさることながら、やはりヨーガの智慧の偉大さといえる。筆者自身、長年心理療法を学び実践してきたが、ヨーガ療法に巡りあうことによって臨床の幅が拡がったことは確実である。それは、ひとえにヨーガの智慧の偉大さによるものだと実感している。それゆえ、実習者が改善していけるのは、5000年間先人から受け継がれてきたヨーガの智慧のおかげであることをセラピストは忘れてはならないのである。そのヨーガの智慧に巡りあえたことに実習者と共に感謝したとき、さらなる智慧の光が輝きだし始めるのではないだろうか。そのようなことを、終結に際して実習者と共に語り合うことによって、ヨーガの智慧がさらに伝わる可能性があるだろう。

　他方、全くヨーガに関心がなかったかもしれない実習者に、これらの智慧を伝

えるには技術も重要なのである。それが臨床の技術であり、この技術も臨床家のトレーニングとして先達から受け継がれているのである。その伝承には、毎回のセッションのスーパーヴィジョンを受けつつ、セラピスト自身が気づかないことを指摘されつつ自覚していくプロセスが必須である。そこでの気づきを次のセッションに役立てつつ、さらに困難に直面したときにもスーパーヴィジョンを受けつつ乗り越えていったとき、臨床家として自立していくことが可能になるのである。まさに、守破離の世界によって技術伝承が行われていくのである。

　そして、他の心理療法と違うヨーガ療法の特殊性は、生きる智慧の伝承でもあるので、セラピスト自身が身につけた程度にしか智慧を実習者に伝えることができない点である。そのようなことから、セラピスト自身の伝統的ヨーガ修行が必須となるのである。これについては、筆者自身の実感することである。と同時に、実習者自身も自己制御を学んでいくにはトレーニングが必要であり、まさに修行になることをくれぐれも伝えていくことが重要である。そうなると、セラピストが導き教えるというよりも、共に修行する仲間という感覚になっていくものである。そうなっていったとき、実習者は伝統的ヨーガに目覚めていく可能性が高くなるだろう。せっかくの縁で出会ったのであるから、できるならば伝統的ヨーガの智慧を直接学んでいただきたいものである。しかしながら、強要するものではないので、結局のところ最も重要なことは、セラピストは自らがヨーガ修行者として生き抜いていくだけなのだろう。それを見て、実習者がさらに学びたいかどうかを決めていくのである。もし、セラピストが最善を尽くした結果、功を奏さずに、またヨーガに関心を持たれなければ、それはそれでいたしかたないものであり、縁がなかっただけのことである。どこまでいってもセラピストは自身の伝統的ヨーガ修行に邁進するだけなのである。

📝まとめ 第8章 終結

終結の流れ

```
┌─────────────────────────────────────────────┐
│ インフォームドコンセントによる目標が達成できた段階 │
└─────────────────────────────────────────────┘
                    ↓
┌─────────────────────────────────────────────┐
│           実際に達成できたか確認              │
│  ➢ 各鞘での再度のヨーガ療法アセスメント      │
│  ➢ 身体的チェック                            │
│  ➢ 心理テスト                                │
└─────────────────────────────────────────────┘
                    ↓
┌─────────────────────────────────────────────┐
│           実習前後の比較検討                  │
│  ➢ クライエント自身に各鞘について比較検討をしてもらう │
│  ➢ 変化があれば実感できるように工夫する      │
└─────────────────────────────────────────────┘
```

目標に到達している ↓ 　　　　**目標に到達していない** ↓

- 終結

- ➢ 継続（新たに目標を一致をとる）
- ➢ 中断
- ➢ 他機関にリファー（紹介）
- ※ プロフェッショナルは自身の限界を自覚する責任がある

↓

「ヨーガの智慧を深めたい」という希望がある場合
- ➢ 日本ヨーガ・ニケタンの講座を紹介
- ➢ 伝統的ヨーガ修行の道を紹介

第9章
ヨーガ療法ダルシャナ事例

この章では、
ヨーガ療法ダルシャナの実際を事例を通して示していく。

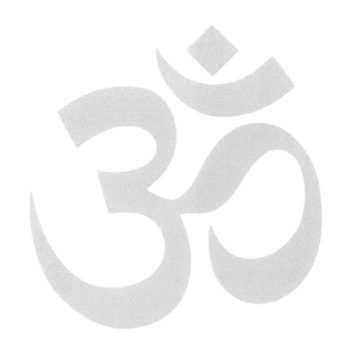

1. 頭痛・肩こり・腰痛を主訴とする 38歳女性Kさん

本事例は頭痛・肩こり・腰痛を主訴として訪れた会社員の女性の事例で、インテーク面接と執着・こだわりの分析でのヨーガ療法ダルシャナの実際を示していく。

インテーク面接

以下は、SOAP形式で記述されている。Subjective problem（主観的問題はクライアントCl.が述べる内容）、Objective problem（客観的問題は誰が見てもわかる観察内容）、Assessment（セラピスト側のアセスメント）、Plan（その後の面接計画）。なお、セピスト(Th.)、クライアント(Cl.)で示す。

S)
Th.：こんにちはセラピストのDです。
Cl.：よろしくお願いします。
Th.：お名前と年齢をお願いできますか？
Cl.：Kと申します。年齢は38です。
Th.：ありがとうございます。ここにちょうどアンケートを書いていただいていますよね。今日はヨーガ療法にどういうことでお越しになりましたか？

【ヨーガ療法申込書＆アンケート】

記入日： X 年 3 月 4 日

お名前　　K　　（38才）男・⦿　ご職業：会社員

ご住所：〒　割愛

お電話番号：　割愛　　　携帯番号：　割愛

緊急連絡先：　　　－　　　－　　　　（続柄：　　　）

【アンケート】
　以下は、差し支えない範囲でお答えいただけますか。いずれの項目においても、答えたくないことを無理に書く必要はありません。このアンケートは、あなたがより健康に暮らしていけるようお手伝いするために、ヨーガ療法で提供していく内容を検討するための資料として、活用させていただきます。
　尚、ここに記入された個人情報は、（社）日本ヨーガ療法学会の倫理規定に従い十分保護されています。

☆身長：155 cm　体重：45 kg

☆当施設はどのようにお知りになりましたか？〇をつけていただけますか。
　　広告・⦿ンターネット・家族・友人・紹介（：＿＿＿＿＿様）・その他（：＿＿＿＿＿＿＿＿）

☆どのようなことで、ヨーガ療法をお受けになるのでしょう？（現在、お困りになっていること、症状など。また、ヨーガ療法に期待すること。）
　　頭痛、腰痛、肩こり、胃炎

☆それは、いつから始まりましたか？
　　X-1年11月

☆その改善のために、これまでにどのようなことをされてきましたか？その効果はどうでしたか？
　　特になし

☆もし、そのことで医療機関や専門機関への受診や通所があれば、わかる範囲でお知らせいただけますか。診断名、お薬の内容、認知行動療法・カウンセリング・催眠等心理療法、入院など。
　　　　＜記載なし＞
☆また、上記医療機関や専門機関での治療や心理療法の中で、何が効果があり、何が効果がありませんでしたか？
　　　　＜記載なし＞
☆現在、飲酒の習慣は？・・・・・（ある・⦿い）どちらかに〇
　　→「ある」と答えた方・・・・平均的な1日の飲酒量（種類：＿＿＿＿＿、量：＿＿＿＿＿）
　　　　　　　　・・・・飲酒のコントロールが難しいと感じることが（よくある・時々ある・ない）。

☆現在、喫煙の習慣は?・・・・・(ある・(ない))　ある場合、1日____本ぐらい

☆ヨーガ療法を受けることで、どのようになっていきたいですか?
　心身ともに健やかになりたいです。
　ストレスが溜まりやすいので、落ち着ける方法を知りたいです。

☆ご家族について教えていただけますか。(ごきょうだいの出生順で。同居中の親族も)

続柄	同居 or 別居	病名その他特記事項(あれば)
父 親 (70才)	同居・(別居)	腰痛、アトピー性皮膚炎
母 親 (68才)	同居・(別居)	
兄　　(40才)	同居・(別居)	
(　才)	同居・別居	
(　才)	同居・別居	
(　才)	同居・別居	
(　才)	同居・別居	
(　才)	同居・別居	
(　才)	同居・別居	

☆その他、ヨーガ療法や当施設へのご希望や疑問点、思うことなどがあれば何でもお書きいただけるとうれしいです。
特にありません。

　　　　　　　　　　　　　　　　　　　　　　　　　　　　　ありがとうございました。

　当施設でのヨーガ療法実習は、病気の治療を目的としていません。病気をもちながらでもご自身の健康を増進し、生活全体を向上させていくことを目指す伝統的な健康増進法です。現在、医療機関で治療を受けている方は、主治医の了解のもとにヨーガ療法指導を受けてください。実習期間に何か気になることが生じた時は、いつでも遠慮なく担当者までお申し出ください。
　最後に下記事項をご確認の上、ご署名をよろしくお願い申し上げます。

　　　　　　　　　　　　　　　　　　　　　　　　　　　　　　　○○○○○○研究所

> 当施設でのヨーガ療法実習においては、自分自身の心身状態をよくわきまえて、
> 自らの責任において実習いたします。
> 　　X年_3月_4日　　　氏名： K

Cl.：ちょっとここ最近ですね、頭痛とか、肩こり、あと腰痛などもありまして、もし身体を動かして、それが緩和できたらいいなと思って、それで来ました。

Th.：なるほど、ありがとうございます。

　　A）この段階で食物鞘の話が出ているが、この食物鞘で出ている症状というものは、当然ながらある意味を持って作られている。

　　P）それらが各鞘とどのように関連しているかということを、インテーク面接の中で情報を収集しつつアセスメントを行っていく。まず定型的には、いつから出てきたかを聴き、現病歴を聴取する中で情報収集を丁寧に行っていく。

Th.：この頭痛、腰痛、肩こり、胃炎ということでお書きになっていますけれども、これはいつぐらいから出始めたのですか？

Cl.：去年の11月位かと思います。

Th.：ほう11月ね。それ以前は？

Cl.：それ以前は、普段、肩こりとか、頭痛というのは無いのですよね。なので自分でもちょっと驚いているんですけれども。

Th.：そんなふうに症状が出るような変化というのは、何か日常でありましたか？ 思い当たる節はありましたか？

Cl.：思い当たる節ですか？ いや、どうでしょうね。そんなに特に大きな変化というのはないんですけれども、

Th.：頭痛というのは今回は初めて、それとも今までは？

Cl.：頭痛は、頭痛持ちとかではないですから、はい。

Th.：なるほど、なるほど、片頭痛では無くて、どの辺が痛みます？

Cl.：ちょっと右の横辺りとか。

Th.：局部？ どんな痛みですか？

Cl.：ちょっとズキズキするような痛みです。

Th.：ズキズキ、ほー、腰痛というのは？

Cl.：腰痛も今まであまりなかったんですけど。何か去年の夏か、11月位からちょっと痛いんですよね。

Th.：どんな痛みがきますか？

Cl.：波があるんですけど、痛い時は立ち上がるのもちょっと無理で、かなり辛いです。はい。

Th.：なるほど、立ち上がるのが辛いくらいというのは、どういう痛みでくるんでしょうね？ 電気が走るような痛みとか、そういうのはありますか？

> **解説▶**食物鞘の中でも神経系の痛みがきているのか、またもう一つは内臓系からきているものかで、対処が変わってくるので区別が必要。また頭痛においても片頭痛と緊張性の頭痛では意味合いが変わってくるので、そのおおまかな区別が必要。実際は、専門医の診断を受けてもらうことが必要となり、その診断に従ってヨーガ療法を進めていくことになる。

Cl.：そうですね。電気が走るような痛みという感じではないのですけれども。

Th.：重いような感じとかがありますか？

Cl.：どちらかと言うとそちらの方が近いですね。重い感じ。

Th.：ということは筋緊張性のものというのが考えられますよね。そういうところから考えると肩こり、腰痛、頭痛、なおかつ胃炎というのはストレス性のものが結構、多いのですけれども、どうですか？ 胃炎なんかが出てきたというのは？

Cl.：ストレスですか？ んー、確かにストレスは最近、結構ありますね。

Th.：例えば？

Cl.：例えば、私は会社員なんですけれども、最近、今まで自分がやっていた仕事で、ちょっと変化があって……。今まで全部ひとりでやっていたのですけど、人が加わるようになってから、その人との関係で少しストレスは感じています。

Th.：人が加わるようになったというのは、具体的にはどういうことなんでしょう？

Cl.：新入社員というか若い女の子が入ってきて、それでその方と一緒に、今ま

で私がやっていた仕事をするようになったんですけども、

Th.：どんな仕事をされていたのですか？

Cl.：人事で採用活動です。はい。

Th.：そこへ新入社員が入ってきて、それで？

Cl.：私がそれを教える立場にあるんですけれども、

Th.：ところであなたは役職は付いていますか？

Cl.：役職は特にないです。

Th.：無い。OK、それでどうなりました？

Cl.：そうですね。その若い方が結構、積極的に自分の意見とか、勉強熱心な方なので、勉強したことを提案してくれたりはするんですけれども、ちょっと今まで私がやって来たやり方とか、考えていることとかと差が生じていて、若干、それにストレスを感じています。

Th.：最近、そうやってストレスを感じた場面って具体的にどんな場面がありました？

> **解説▶**このようにインタビューをする時に、エピソードを具体的に聴きつつ、その時の思考と感情と行為を詳細に聞いていくことによって、理智鞘、歓喜鞘等のアセスメントにも入っていくのである。

Cl.：そうですね。例えば、今までお世話になっていた業者を今年、今季もそこにお願いしようというふうには私は思っていたんですけれども、その新しい方が全く別のやり方でやった方が良いんじゃないか、というふうに上司に提案をしまして、それで、それはあまり私は賛成出来ないようなやり方なんですけれども、そういったこともありました。

Th.：上司に提案する時というのは、あなたは介在していたのでしょうか？ それともそのままあなたを飛ばして相手が上司のところに行ったのですか？

Cl.：ほぼ飛ばされた。

Th.：飛ばされた。それを上司にそういう提案をしたのを聞いて、あなたはどう感じましたか？

Cl.：そうですね。ちょっとムカッとしました。

Th.：それは何にムカッとしたんでしょう？

Cl.：よくも私を飛ばしてくれたな！

Th.：なるほど、要するに提案したことというよりは、私を飛ばしたことという方に今の反応があったのですかね？

Cl.：あー、そうですね！ 言われてみれば確かにそこですね！ そういうところがあると思います。

Th.：なるほどね。その頃、先程の症状はどうなっていましたか？

Cl.：症状ですか？ あー、その辺りは、ちょっと確かに、んー

Th.：肩の緊張とか？

Cl.：かなりありましたね！ 身体全体が緊張しているようなところはあったと思います。

Th.：その頃から結構、緊張度は高まっていたのですね？

Cl.：そうですね、考えてみれば頭痛もありましたね。

Th.：なるほど、その新入社員が入って来る以前と後ではどうなんですか、それは？

Cl.：それは正直言ってちょっと全然違うんですよね。

Th.：なるほどね。

　A）このようにおそらく彼女の理智鞘の部分と身体症状は連動していそうだという予測が立つ。しかし、それはまだ予測である。

　P）また、本人さんも今のところは少し認めつつあるというところであるが、聴き過ぎると逆に抵抗が生じる可能性があるため、それ以上のことについてはあまり深く掘り下げないでおく。インテークであるため、そこまで深く掘り下げる必要はない。

Th.：そうやって新入社員が入ってくる以前と入ってきた後によって、結構身体の緊張度が違うという話ですけれども、症状もそれについてはどうでしょうね。何か連動している感じはありますか？

Cl.：ああ、今まで自分ではそれを考えたことなかったんですけど、今、話をさせてもらっていて関係があるような気がします。

Th.：なるほどね。身体さんは正に自分の身体なので、その身体さんが出してくれる症状というのは、多分あなたに何か言いたいメッセージがあるのですよね。そうやって考えると、そのメッセージってどんなものだと思いますか？

Cl.：メッセージですか？ 何でしょうね。どんなメッセージか？

Th.：何をその症状さんは言いたがっているだろうということ。

Cl.：はぁ、もうちょっとこう緩めて欲しいとか、そういうことですか？

Th.：そういうことも有るかもしれませんね。そのくらい緩んでいない感じがしますか？

Cl.：そうですね。仕事中は結構、緊張が強いと思います。

Th.：なるほど、なるほど、その緊張というのは先の新入社員との間の話、プラス他には何かありますか？

Cl.：他は今のところは特に思い当たらないです。

　A）上述のように、その緊張を作り出しているポイントというのが実は他にもあるのかもしれない。それらは確認しないと分からない。今確認した結果、結局新入社員との関係での緊張というのが一番強そうだということである。

Th.：そのように考えていきますと、先程の症状というのはそういう新入社員との間での少し緊張関係と言いましょうか、そのようなのと関連しているかも、ということを、ちょっとお聞きしていて思うわけです。そういう時に、あなたとしてはヨーガ療法にどのようなことを期待されていますか？

Cl.：そうですね。まず、この身体の状態が辛いので、この辛い症状を緩和したいです。

Th.：そうですね。今こちらのアンケートには、特に何も書いてないのですね。そういう意味では、少し緩和したいということですよね。ということで、あなたとしてはヨーガ療法に対してどのようなイメージを持っておられますか？

Cl.：ヨーガはですね。瞑想とかもするというように聞いたことがあるので、何かちょっと自分を見つめたいというか、そういう気持ちもどこかにあります。

Th.：なるほど、自分をちょっと見つめてみたいということですね？

Cl.：はいそうですね。

Th.：そういう意味では、今、ご希望で出ているのは少し緊張というか身体を緩めたい。それプラス心の方も少し見つめてみたい。というこの二点でしょうか？

Cl.：そうですね。はい。

Th.：なるほど。どっちを中心にやりたいか、何かありますか？

Cl.：どっちですか？ どっちか、そうですね。うんー

Th.：ウェイトとしては？

Cl.：ウェイトとしては、そうですね。んー、身体がかなりきついので、どちらかというと身体の方を優先したいと思います。

Th.：OK 、OK、いいですよ。

> **解説▶** このようにクライアント側のニーズをまず十分把握し、そのニーズとこちらが提供できるものをだんだんすり合わせていくというところが大切である。ヨーガ療法アセスメントを行っていく中で、こちらが勝手にアセスメントするのではなく、クライアントとのやり取りの中でクライアントが述べた言葉を丁寧に扱っていく、これがとても重要になるのである。

Th.：ヨーガ療法としては身体の緊張緩和というのは、まずアーサナという体操の部分、それから呼吸法という呼吸にアプローチする部分、この二つが身体に対してメインなアプローチになります。もうひとつは、心に対しては瞑想とか、もうひとつは色々な理論学習みたいなヨーガの考え方を学ぶというのがあります。そういうのを少し学んでいただいたりすると、自分自身がどうやってストレスを作り出しているのかとか、それにどう対処していけばよいのかというのが、だんだん見えてくるようになるのですね。もう1つは、ご自分が先程

おっしゃっていたような自分を見つめるという方法があって、ヨーガ療法ダルシャナという方法があります。具体的には、執着・こだわりの分析という方法です。しかし、今おっしゃっていたようにまず身体の緊張を緩めるという方向から始めていきましょうかね。

Cl.：はい。

Th.：その為には緊張と弛緩、緊張と弛緩という筋肉に対してのアプローチを行っていきます。このような緊張させて弛める、緊張させて弛める、この連続の中でだんだん筋肉が柔軟性を帯びてきて、その柔軟性が帯びてくると、今度は毛細血管が拡張して血流が改善されるわけです。血流が改善されていくに連れて、だんだん全身の機能のバランスが整っていくというのと、脳血流の改善から、脳の機能も変わってくるのですね。そういうのをまず体験して、リラクセーションも体験していただければとは思います。それから呼吸。緊張している時は、だいたい呼吸が浅くて止まっていることが多いのですね。それを少しゆっくりとした呼吸とか、あるいはもう少し深い呼吸に導くというように、呼吸を自由自在にできるようになると、いろいろな緊張を感じる場面でも対応していくことが可能になるわけです。そのようなことを、まずはやってみてはどうでしょうね？

Cl.：はい、お願いします。

Th.：では、そういうことで次からやっていきましょう。ありがとうございました。

> **解説▶**このインテーク面接の基本としては、まずクライアント側の症状を聞いた後、食物鞘の症状であったとしても、それらが他の鞘、特に理智鞘との関連はどうなっているのかということも予測をつける程度はアセスメントしておくことです。インテークの時点では、的確にこういう執着のポイントがあるというところまで押さえる必要はなく、だいたいこの辺りに執着がありそうだなというところが見えたらいいわけである。その時に注意することは、相手の関心に関心を向けるという点である。つまり、クライアントは何を伝えたいのだろう？ 何を言いたいん

だろう？ というところにこちらの意識を向けて、それを聴かせていただくということである。聞き出すとか、こちらの側が引き出すということではなく、クライアント側の話を聴かせていただく、その症状さんの意味合いを聴かせていただくという姿勢が重要である。すなわち、身体からのメッセージに聴きたいわけである。そのような形で聴くためには、まず相手が話した言葉をできるだけ丁寧に使う。それに対してもう少し明確化して行く時には開かれた質問、5W1Hを使う。イエス・ノーで答える閉じられた質問は、こちらの側の解釈を確かめるための質問である。情報収集の時は、まず開かれた質問を使っていくのである。であるので、いつからですか？ それってどんな痛みですか？ という質問や、その時々に出てきた情報からいろいろな解釈が入るのである。しかし解釈する前に、クライアントがどのように言葉を使っているのか、そこにできるだけセラピストの意識を向けていきたいのである。そのためインテークの初級ダルシャナ技術は、相手の関心に関心を向けて、なおかつその話で結局、何を伝えたいのか、何を訴えたいのか、何をこちらに分かって欲しいのか、そしてこちらに何を要求しているのか、それらを的確に聴けるようになりたいわけである。そのための開かれた質問、これを的確に使用していけることが必要なのである。このようなインテークで情報収集した結果、理智鞘においては、新入社員の女の子との関係の中でいろいろとストレスを作っているだろうという予測が、おぼろげながら見えてきたのである。この結果に従って、次へ進んでいくのである。しかしながら、実習者の希望はまず食物鞘の身体の側へのアプローチであったため、まず筋緊張を緩め、生気鞘での呼吸法のアプローチも取りつつリラクセーションを体験していただくことを優先することとなった。通常、このような食物鞘、生気鞘へのアプローチをしつつ、意思鞘へのアプローチを行っていき、理智鞘へのアプローチの準備をしていくのである。つまり、アーサナや呼吸法

に対する客観視の瞑想、すなわちマインドフルネス瞑想に匹敵する客観視、今ここにある状態をとにかくそのまま観察して気づいていく練習と、自分の頭の中で次から次へと勝手に作り出すいろいろな妄想的な思考ではなく、「今ここ」にあるものをそのまま見る心観瞑想の方法を学んでいただくのである。また、アーサナや呼吸法の実習時に第5章で示したような理智の修正に向けた理智教育を講話として徐々に入れていき、理智の修正に入る準備をしていくのである。

ヨーガ療法アセスメント（YTA）

食物鞘：こめかみの辺りの痛さから、緊張性頭痛が考えられる。片頭痛とこれまで医師から言われてはいないことと、ストレス場面以降の発症であり、緊張性が考えられる。この他、肩こりおよび腰痛も同様に緊張性のものと考えられる。肩こりはまさに筋骨格系の過緊張を示しており、ストレスとの関連が考えられる。

生気鞘：呼吸の浅さは筋骨格系の過緊張からきているだろう。

意思鞘：マナスを身体感覚にはあまり向けておらず、身体的緊張の情報が理智に届いていなかったようだ。また、話が及ぶとすぐに歓喜鞘の会社内の場面にマナスを向けているようで、社内の対人関係への関心は強いのだろう。特に、新人の言動に関する場面記憶にマナスを向けやすい。

理智鞘：後輩の新人との間での競合意識があり、この新人との競合を巡って執着とこだわりが予測される。

歓喜鞘：社内の新人とのやりとりに関するエピソード記憶がかなりありそう。

各鞘の関連：社内の新人との競合的な部分への執着がありそうで、新人との関係を巡ってのストレスを自ら作り出していることが予想される。新人との競合関係から食物鞘での過緊張状態を形成しているようで、そこから生気鞘での呼吸の浅さが出ているようで、意思鞘のマナスは社内

の新人との場面記憶に多々向けられており、「今ここ」への集中はなさそうである。

指導計画：実習者のニーズに従い、当面は食物鞘と生気鞘へのアプローチを中心として筋骨格系の緊張緩和による身体的調整を目指し、忘れられているリラクセーション体験を増やしていく。そのために、全身の筋緊張緩和を目指したアイソメトリック・ブリージング・アーサナを利用する。また、同時に意思鞘でのマナスの集中を目指した客観視と、未来や過去に向くマナスを「今ここ」に引き戻していくための心観瞑想を行いつつ、心的作用へのアプローチを入れていく。また理智の修正の準備として、次の理智教育を講話として行っていく。①身体症状とストレスには関連がある。②ストレスは自身の欲へのこだわりから自らが作り出している。③身体症状も感情も我欲による結果へのこだわりから自らが作り出している。④その我欲には目的があり、手に入れようとする目的の欲である愛着、嫌がって遠ざけようとする欲である憎悪がある。競合は負けたくない欲であり、嫉妬も同様の欲から作り出している。⑤それら欲を自己制御して手放した分、解放されていくのであって、それを目指すのがヨーガ修行の道である。⑥自己制御するためには、未来や過去や他者の心の内に向けた迷妄から、「今ここ」の現実に意識を向けていく客観視が必要であり、この客観視が心の自己制御の第1歩となる。⑦自己制御していくには、自身が執着しこだわっているポイントがあり、ついつい自身が欲しがるポイントと嫌がるポイントを自覚し、それを手放していく必要がある。⑧それらを手放し、無執着に生き、共同体に貢献的に関わる居場所を見つけ出したとき、平安が訪れる。以上のような理智教育を、座法、呼吸法、瞑想法を行うときに適宜行っていくのである。

執着・こだわりの分析における
ヨーガ療法ダルシャナ

　インテークから身体の緊張緩和を行いたいということでこのようなアプローチを行いつつすでに10回位セッションがあって、実習者が、筋緊張が緩和しリラクセーションを体験し、それと共に緊張性の頭痛、腰痛、肩こりがかなり改善してきた段階となってきている。また、理智の修正に向けて準備が整ってきたとき、次の段階に進めていく。この事例では、インテークの時点で自分自身についての振り返り、自分を見つめてみたいというもう1つの要望が出ていたので、次の理智の修正を目指した段階に進めていく。

S)
Th.：こんにちは。
Cl.：こんにちは。
Th.：どうですか、今まで身体の筋緊張とか緊張緩和を目指してここ10回位行ってきましたけれども、今どんな状態ですか？
Cl.：初めに比べてずいぶん身体が楽になりまして、頭痛とか、肩こり、腰痛、あと胃炎ですね、これらの症状はだいぶ緩和されてきました。
Th.：どのあたりから緩和してきた感じがします？
Cl.：そうですね。徐々に感じもしましたけれども、大体3回、4回、5回と繰り返していくうちに、何か日常でもちょっと身体を動かしてみようかなとか、仕事の合間にちょっと腰を捻ってみようかなとか、やってはいました。
Th.：いちばん筋緊張が弛んだのに有効だったのはどんなものでしたか？　あなたにとっては？
Cl.：そうですね。今まで日常でヨーガをする前までは、自分の身体に意識を向けたことはなかったのですけれども、この10回ぐらいのヨーガの実習で自分の身体を見つめることをしていった時に、何かいろいろ気づくことがありまし

て、それで変わっていったのが大きいと思います。

Th.：どんなことを気づかれましたか？

Cl.：これ、癖だと思うのですけれども、私は左側全体が緊張しやすいということに気がついたんですね。仕事をしていても、ふと気がつくと左全体だけがものすごく堅いのです。

Th.：ほう

Cl.：その気づきがとても大きくって、それで緊張に気づけたので、ちょっと休憩でもしようかなとか、深呼吸でもしてみようかな、というふうになれてきているような気がします。

Th.：何かその身体の緊張さんが、そろそろ深呼吸とか力を弛めて、というサインを出しているのですかね？

Cl.：あー、そんな気がします！

Th.：ところで何で左なんでしょうね？

Cl.：あっはははは、なんでしょうね。考えたことはなかったですけど。

Th.：面白いね、半分だけというのは？

Cl.：考えてみればそうですよね。分からないです。

Th.：まあ、何でしょうね。面白いね。左だけというのは何かあるのかな？　んー、良く分からないけどその辺は。そうやって緊張の緩和とか、それが身体への刺激、それを客観視して気づくという、そういうことからだいぶ変化があったみたいですけれども、最初にあなたがおっしゃっていたみたいに自分を見つめてみたいとか、そういう心を整えるという方向ですよね、これについてはどうですか？　何か今やってみたいということとか、何かご希望とかはどうでしょう？

Cl.：ああ、そうですね！　興味はあります！

Th.：どのあたりに興味があるのですか？

Cl.：どのあたりが？　そうですね。やっぱり身体が緊張するというのは心が影響しているような感じがするので、身体が勝手に緊張するということよりも、何

か心が作用して身体が緊張しているような感じがするので。
Th.：なるほど。
Cl.：興味があります。
Th.：というあたりについて、少しみていくことは可能なんですよね。緊張というのは例えば、ストレスも緊張も自分が自動的に作っているような気になっているんですけど、実はそうではなくて、ストレスというのは自分自身が認知的こだわりというのですけど、あるこだわりをもって、それに執着すればするほど苦しみやストレスを作り出していくわけなんですね。これは大体2300年位前のバガヴァッド・ギータに、全ての元は執着にある、なんてことが書いてあります。自分の欲へ執着するというのは、要するに欲しがる欲と嫌がる欲があるのですけど、こうあって欲しい、こうじゃないと嫌だ、と思えば思うほど緊張度を作るわけです。そういうように自分自身がついついこだわってしまうこだわりのポイントというのは、人それぞれによって皆、違うのですけれど、そういうようなポイントを少し自覚していくと、自分が何でそんなに緊張しなければいけないのだろう、というのがだんだん見えていったりするわけですね。そして、自分が執着してこだわっているという部分を手放した分だけ、心のストレス及び苦しみが解放されるというわけなんですね。そういうことをやっていくのが自分自身を見つめていく、という作業になるわけです。そんな作業やってみたいですか？
Cl.：ああ、そうですね。自分1人では、なかなかできないことだと思うので。
Th.：確かに、これは1人では出来ないものですね。自分の歪みを自分で見るということ自体、極めて困難なことですから。自分の歪みは自分の当たり前なので、当たり前過ぎて自分ではわからないわけです。
Cl.：そうでしょうね。
Th.：瞑想をやるにしても、何のテーマについてやるのかとか、的確なテーマを持ちながらやらないと、ただ座っているだけでは瞑想にはならないのです。ですから、そういう自分がこだわっているポイントというものについてちょっとでも

自分が自覚できると、それを更に瞑想の中で深めていって、自分自身の日常の中でもまたやっている、というのが見えるわけです。そうすると、もっと手放しやすくなっていくわけなんですよ。

　　解説▶このように、理智の修正に向けた前段階の理智教育を行っていく。すなわち、自分の苦しみやストレスは周りに作り出されているのではなく、自分が我欲に執着するからこそ作り出しているのであって、ひいては自分で作り出しているのだ、ということを自覚し、その執着を手放した分、ストレスや苦しみから解放されていくということを自覚できるように種まきをしていくのである。そして、そのためのプロセスに入っていきましょう、という誘いを出していくのである。

Th.：というようなことですが、どうですか？　今やってみたいということは？

Cl.：そうですね。なんか自分のこだわりを知ることで、いろいろ人との関係も変わるような感じがするのですけども。

Th.：そうですね。その執着というのは全部に絡んでいるんだと思います。

Cl.：やっぱり、そうですか。

Th.：ですから、すこし自分自身のこだわっている部分を今点検しておくのは、あなたのこれからの人生には大いに役立つかもしれないですね。

Cl.：ああ、そうですか！　やってみたいです！

　　　O）身を乗り出している。

　　　A）執着・こだわりの分析に進む目標の一致がとれた。

Th.：はい、では少しやってみましょうね。先程、身体が何か緊張する時というのを言っておられましたけど、例えば、どんな時に緊張しますか？　最近、緊張した場面をちょっと、教えて貰えますか？

　　　P）エピソードの聴取。

Cl.：仕事上とかですか？　そうですね。んんー、最近ですか？

Th.：うん、最近、かつてでも良いですけど、印象深かった場面、あるいは最近の場面。

Cl.：会社が不景気なんですけれども、結構、人が辞めさせられていくような状況なんですね。派遣さんとかパートさんがどんどんいなくなっているような状況で、そういうのを目の当たりにしていて、色々と感じることはあります。

　　A）これはレポート。

　　P）思考・感情・行為を聴きつつ、エピソードに迫っていく。

Th.：どんなことを感じます？

Cl.：私は社員なんですけども、なのですぐに首を切られるとかというのはないと思うんですけれども、この先、大丈夫なのかなという漠然とした不安感はあります。

Th.：大丈夫というのは何が大丈夫ということですか？

Cl.：私はこの場に居られるのかなとか。

Th.：なるほど、なるほど、自分がこの場に居られるのか、今度は自分じゃないだろうかとか？

Cl.：はい、そうですね。

Th.：なるほどね。そういうような不安というのは今まで何か感じたことはありましたか？　他の場面でも？

Cl.：他の場面ですか？　そうですね。どうでしょうね。ああ、前にもちょっと話をさせて貰ったんですけども、新入社員の方が入ってきて、非常にやる気のある方で、どんどん上司に提案をしていく、改革派型のような方なんですけど、その方を見ていて、ああ私は居場所が無くなるんじゃないかとか、何か大丈夫かなというような思いはちょっとあります。

Th.：ほう、なるほどね。

Cl.：今まで自分一人でずっとやってきたこと、1から任されてやってきた採用活動の仕事が、なんか奪われてしまうんじゃないかという不安はあります。

Th.：うん、最悪どうなるんですか？

　　　解説▶エピソードを聴取していないために、ここから言葉遊び的な対応となっていく。このようにレポートから進めていくと、概念でのやりとり

になりやすく、執着のポイントに至ることが困難となる。
Cl.：最悪ですか、最悪はやっぱり奪われてしまうことじゃないんですか？
Th.：奪われたらどうなるの？
Cl.：奪われたら、奪われたらやっぱりそうですね。そうですね。あの、困ります。
Th.：どう困るの？
Cl.：あのう、そうですね。せっかく自分が1から築いてきたものなのに、それを奪われて手放さなければならなかったら、じゃ、私はこれから先、どうしたら良いんだろうという思いはあります。
Th.：他のことをしたらあかんの？
Cl.：他のことですか？　ハハハハ、得意分野だったのです。
Th.：なるほど、得意分野なのだ。
Cl.：人に説明をしたりとか、面接をしたりとか、業者との折衝するとか、結構、得意なことだったので自信を持ってやっていたのですけど。
Th.：あなたにとって脅威になるのは結局、どの部分なのですか？　結局、何なのでしょう？
Cl.：やっぱりそうですね。私の座を奪われるようなところが脅威です。
Th.：どういうところで奪われるのでしょうね。それだけあなたが得意だったわけだけど？　得意だったら得意で、ずっとやり続けていたいように思うけど、あの人に何でそんなに脅威を感じなければいけないのでしょう？
Cl.：そうですね。とてもその彼女が高学歴で優秀な方なんです。私はそこまでじゃないので、何というのでしょうかね。そういう思いもあります。
Th.：それはどういうことなんでしょうねえ？　向こうは高学歴で優秀で、あなたはそれに見合わない。イコール何？
Cl.：イコール？　イコール？
Th.：結局、わたしはどういうことなんですか？
Cl.：結局、私はやっぱり駄目なんだとか、

Th.：駄目なんだと？

Cl.：はい。

Th.：駄目だったら何が困るのでしょうね？ 確かに向うは高学歴、向こうは優秀、であなたとしては何が困るの、結局？

Cl.：そうですね。やっぱりその職場に居られなくなっちゃって他の部署に行かなければいけないのじゃないかとか、そういった思いはあります。

Th.：なぜ、他のところに行くのがそんなに嫌なんですか？

Cl.：ハァ、そうですね。なんででしょうね？

Th.：なんででしょうね？ 私としては行ったらいいんだろうという気もあるんだけど、あなたとしてはそれをとても嫌がっているので、それだけあなたにはこだわっているものがあるわけですよね。

Cl.：そうだと思います。

Th.：その場所にね。

Cl.：はい。

Th.：何でででしょうねえ？

Cl.：なんでしょうね。やっぱり、得意分野。

Th.：というよりは居場所がなくなるというのは結局、どういうことを表しているのでしょう？ あなたのやることがなくなるという話なの？ あなたがやっているものが取られるという話なの？ それともなんだろう、上司の注目が向こうに行ってしまうという話なの？

Cl.：なんか、全部のような気もします。

  A）セラピストとしては、注目関心へのこだわりがあるのではないか、という予測の元に進めているが、ここまでのやりとりは、エピソードなく言葉遊びのように進めてしまったため堂々巡りとなり、執着とこだわりのポイントに至れなくなっている失敗例である。

  P）ここから感情的になったエピソードを今一度聴取していく。堂々巡りになった時には、基本に戻ること。

Th.：全部ね。はいはい、はいはい。そういう意味では彼女との間で何か一番感情的になった場面って、どんな場面がありますか？

Cl.：うんー、やっぱりそうですね。ちょっと前にもお話させてもらいましたけど、私、新しい業者のことを、私が先輩なんですけど、私をすっとばして上司に提案したというところはやっぱり許せないです。

Th.：その時に、あなたに対してどうしてくれたら、そうとは感じなかったのでしょう？

Cl.：ああ、やっぱり相談して欲しかったです。

Th.：相談して欲しかった。相談してくれたら何が違うのでしょう？

Cl.：そしたらそうですね。うん、一緒に考えられたと思いますし、

Th.：一緒に考えられた。一緒に考えさえ出来ればOKなの？

Cl.：いや、そんなこともないですね。

Th.：どうなんでしょう。一緒に考えられた。

Cl.：一緒に考えられた。うんー、どうなんでしょうね。

Th.：その時、何でしょう、一緒に考えられたというようなことがあると何が保証されるのでしょうね？

Cl.：保証ですか？ うんー、一緒に採用活動の仕事をしているので、なんでしょうね。うんー、そこに私も携われるという安心感？

Th.：はー、自分がそこに携われるという安心感？

Cl.：はい。

Th.：あなたにとって、一緒にというのは何か意味があるのでしょうか？ 一人だけ私をすっ飛ばされて忘れられるとか、あるいは抜かされるとか、どういう意味があるんでしょう？ 自分を飛ばされるというのは？

Cl.：うんー、なんかちょっと、なんでしょうね。なんでしょうね。馬鹿にされているような感じもします。

Th.：馬鹿にされている感じか、馬鹿にされている感じがする？

Cl.：はい。

Th.：馬鹿にされている感じというのは、他には何か感じる時はありますか？

Cl.：他ですか？

Th.：他の場面で

Cl.：その彼女のことで？　うんー、どうでしょうね。うんー、そうですね。うんー、その採用業務の、彼女は結構、勉強をしっかりしているんですけど、なんでしょうね。勉強して得た知識を何か披露したいというか、上司とかに、何でしょうね、伝えることをよくしているのですけれども。

Th.：簡単に伝えているんですね。

Cl.：そうですね。その時に何でしょうね。なんとも言えない気持ちにはなります。

Th.：何とも言えないというのが何でしょうねえ？　感情としては、喜怒哀楽では何でしょうか？

Cl.：喜怒哀楽だったら悲しみもありますし、怒りもあります。

Th.：悲しみと怒りね。

Cl.：不安もあります。

Th.：不安？　どれなんですか？　悲しみ、怒り、不安、どの辺？　ランクでいえばどれが強いのでしょうね？

Cl.：断然、不安が強いです！

Th.：不安が強いんだ。感情というのは自然発生するのではなくて、その人のこだわりに従って、こだわればこだわるほど作られる反応ですよね。不安というのは未来に向けた回避の感情、怒りというのは人や外部を操作する為の感情、悲しみというのは注目を集めたいというような感情、そういうような意味合いがその人にとってはあるわけです。であるとすると、その不安というのはあなたとしては何を一番不安がっているのだろう。何を避けようとしているのだろう？

Cl.：そうですね。やはり一番は仕事を奪われてしまうんじゃないか。そして、

Th.：奪われると？

Cl.：奪われると、この部署に居られなくなるんじゃないか。

Th.：居られなくなるというのは何を意味しているの？

Cl.：居られなくなるというのは、

Th.：奪われるという、なにか剝奪される感覚なのか、見放される感覚なのか、あるいは馬鹿にされている感覚なのか、色々と意味合いがあるんですけど、あなたにとってはどうでしょうね？

Cl.：見放されている感覚が強いかもしれません。

Th.：ほう、見放されている感覚ね？

Cl.：はい。

Th.：見放されたくない？

Cl.：見放されたくないです。

  A）感情的場面を扱うことによって、かなり明確に執着のポイントを言い表していそうなキーワード候補が出てきている。

  P）このキーワード候補について他にもないかを探索していく。

Th.：そういうのって他にもいろいろありますか？

Cl.：他ですか？ うんー、見放されたくない感覚？ あるような気がします。

Th.：例えば？

Cl.：例えば？ そうですね。他の人との関係とかでも、例えば、前に付き合っていた人との関係でも、いつか見放されてしまうんじゃないかという不安は、何かいつもあったような気がします。

Th.：そのためにあなたはどんなことをしていましたか？

Cl.：そのためにですか？

Th.：見放されないようにと。

Cl.：例えば、そうですね。相手に尽くしたりとか。

Th.：はーはー、尽くしたりとか？ 他？

Cl.：そうですね。どうしたら喜ばせることができるかなとか。

  A）好かれたいから喜ばせたい─嫌われたくない、見放されたくない、という軸で動いている可能性が高くなってきた。

P）この軸で動いていないかの検証をいろいろな場面で行っていく。
Th.：そんなことは部署ではどうでしたか？
Cl.：部署ではですか？　はあー！　そうですね！　上司に前からよくいろいろ提案をしていたのですけれども、こうしたら良いんじゃないでしょうかとか、改善提案はよくしていたのですけれども、まあ、それも、もしかしたらその動機というのは見放されたくないからという思いの元でやっていたようなところもあるような気がします。
Th.：なるほどね。そういう意味では上司を喜ばせたいとか、そういうのもあったんだろうか？
Cl.：そうですね。はい。
Th.：それは、イコール見放されたくないというところに落ち着いていくんだろうか？
Cl.：非常にそれはあると思います！　はい！
Th.：なるほどね。そういう意味では新人の子との間ではそれが一番脅かされているということ？
Cl.：とても強いと思いますね！　今までこういう環境ではなかったので、この不安はなかったんですけれど、脅威ですね！　はい。
Th.：なるほどね。その見放されたくないということを巡っていろいろな行動をしている、かついろいろと不安を作り上げているということはあり得ますか？
Cl.：大いにあると思います！　はい。
Th.：なるほど、なるほど。ということは、その辺りの見放されたくないというところは、あなたにとってとても大きなこだわりになっているかもしれないですよね？
Cl.：そんな気がします。はい。
　　　A）「見放されたくない」をキーワードとしてセラピストと実習者との間で作り出し、両者で合意された。
　　　P）次に、見放されたくないというキーワードと症状との関連も見ていき、

　　　　　これまでの出来事についても関連を見ていく。
Th.：そういうのと、この症状というのはかなり連動しているかもしれないですか？
Cl.：へへへへ、ふふふ、あぁー、そんな気がしますね!!
　　　O）Ah！ 体験という認識反射（cognitive reflection）が生じた。
Th.：なるほどね。という意味では、その辺りについて、もう少しあなたの心の在りようを整えていくと、更にまた違う暮らし方ができるかもしれないですよね。
Cl.：はあー、そうなれるんだったら是非、なりたいですね。
Th.：そうですよね。そういう意味では結構、見放されるとか、そういうのから離れて、自分自身の心は自分で作り出すぞという、そういうようになっていけるように自己制御していくのが本来のヨーガの目標で、それを目指しているわけですから、そのようにできるといいですね。
Cl.：ああ、そうですね。考えてみれば結構、受け身でしたね、今まで。
Th.：なるほど、なるほど。そういうのを専門的には状況依存というのですけど、相手の行動で自分の心が乱されるというのは、イコール相手の行動に自分の心の安定を作って欲しがっているという、相手に対する依存があるわけです。ですから、相手に自分の心をもうすでに縛られているようなものですから。
Cl.：まさに、縛られていると思いますね！
Th.：なるほどね。ですから、それを乗り越えていくという、まさに独存位を目指すというのがヨーガの教えにあるわけです。そもそもヨーガの目標というのは独存位ですから、それに向けた修行のやり方があるわけですよね。ですから、それらについてこれからもっと学んでいったらいいかもしれないんですけど？
Cl.：是非、学びたいです！
Th.：それでは、次回から瞑想のやり方などをちょっとアレンジしていきましょうね。では、じゃそういうことで、今日はこれで終わりましょう。
Cl.：ありがとうございました。

この話の中で出てきているように、自分自身のこだわりが、いろいろな行動、すなわち食物鞘レベルにも全部影響を与えてしまうということである。ゆえに、自分がこだわっているポイントを自分で自覚していくことによって、さらにそのポイントを手放していくことが可能となり、そこから新たな展開を作り出すことができるようになっていくのである。

こういうこだわりが自分の感情も作り出し、いろいろな行動も作り出し、そして自分自身の人生の方向さえ決めるということにも関連してくるのである。ただし、この執着とこだわりのポイントが最初からそこに在ったわけではなくて、今こうやって話し合っている中で、あぁこれか！ というキーワードを作り出して共有していくのであって、この作業が執着・こだわりの分析なのである。

次に、執着・こだわりの分析によって自身の執着とこだわりのポイントが共有できたら、それを手放した後に進むべき方向について解決構成モデルを利用しながら解決像を積極的に作り上げていく。この解決像の構成は、ここで行った執着・こだわりの分析が無くとも、解決像を先に作り上げていくことも可能であり、これだけで日常生活が変化して、それに伴って理智の修正が行れることも多いのである。

2. 集団療法での解決構成モデル事例

ここでは、集団で行う解決構成モデルによる代替案の構成を、事例を通して示していく。

介護中の実母との関係性に先が見いだせない女性の事例

本事例は、親子関係が元々悪化していた同居の実母の介護をめぐり心理的葛藤状態に陥っていた女性が、筆者が担当した解決構成モデルを利用したグループ療法に参加し、母の中に不動明王様を見出すことによって理智の修正を

行っていった事例である。

実習者 59歳女性、身長162㎝、体重51kg、高等学校教員、ヨーガ療法士

主訴 介護負担感。

家族歴 父：76歳時にすい臓がんで死去。母：84歳。65歳より好酸球菌性肺炎でステロイドを常用。弟（別居）。夫：17年前ALSで、49歳で他界。長男：31歳既婚。関東在住。

診断名 集団療法参加時、身体症状、精神症状は特になかった。

既往歴 8歳時腎盂腎炎、10歳時小児喘息、39歳時小脳出血（後遺症なし）、54歳時子宮体がん。

ヨーガ療法との出会い 47歳当時、偏頭痛、腰痛等に悩み、風邪をひきやすく、常に疲労感に苛まれる虚弱体質であったが、たまたまスポーツクラブで行われているヨーガセラピーに参加。担当のヨーガ療法士の言葉に衝撃を受け、それまで体験していたヨーガとの違いにも驚き、可能な限りヨーガ療法を受け始めた。

生育・生活歴 8歳時、猩紅熱から腎盂腎炎になり、小学校2年の晩秋から殆ど登校できず、自宅療養。10歳時、小児喘息で苦しんだ。14歳時、両親の希望する高校進学のため転居。15歳時、両親が希望する大学のピアノの先生に師事。18歳時、両親の希望する大学に進学。母の強い勧めで学部決定。22歳時、就職は両親に拒絶されても、アルバイトで教授秘書、高校非常勤講師を始めた。24歳時、見合い結婚。夫の両親の敷地内に家を建ててもらい、半ば同居。2ヶ月後には、小姑による不妊症騒ぎが始まった。28歳時、長男出産。この頃から義父の介助と看護が始まった。32歳時、義父他界。同時に、義母の印鑑登録を偽造した小姑達と遺産相続争いが始まった。33歳時、夫の関東転勤に伴い転居。関東で女性学、法学を学び始めた。35歳時、夫の関西への転勤に伴い転居。38歳時、阪神大震災で夫と実習者双方の実家が全壊。その後、再建。39歳時小脳出血が生じたが、後遺症なし。42歳時、夫（49歳）がALSで他界。寝たきりにならず旅先で死去。44歳時、フルタイムで高校家

庭科教師として働き始めた。45歳時、父がすい臓がんで闘病生活。母は状況を理解できず父がせん妄状態となり、ひどかった約3カ月間は実習者と教え子が病院に泊まり込んで介護。46歳時、長男が大学進学し、一人住まいを始めた。実習者は父の要望で、母の反対を押し切って実家に同居。教員をしながら、父の介護。47歳時、父死去。父の要望で実家に帰ったため、執拗な母の嫌がらせが始まり、関係が悪化。51歳時、母が転倒のために右腕骨折。歩行不能となり、自宅介護が始まる。54歳時、実習者が子宮体がんに罹患し、即子宮全摘の診断を受けるが、アーユルヴェーダ、温熱療法、統合医療等で、グループ療法参加当時、細胞診でも血液マーカーも異常なし。55歳春から1年間休職。57歳時、母が左大腿骨も骨折し、4か月入院。その後、ショートスティに3か月入り帰宅。歩行器での歩行となり、実習者は全ての家事と介護をフルタイムで働きながら担うことになった。母からの依存、支配は益々強まり、精神的にはなかばうつ状態となった。59歳時、母が右大腿骨骨折となり、3か月半入院。歩行器が自宅内2台、外用1台での生活が始まった。母のパニック症状が悪化。認知症の診断はない。実習者の集団療法参加時、母は要支援2であった。

ヨーガ療法歴 47歳から年に数回ヨーガ療法指導を受け始め、54歳秋からYICを受講。55歳春から1年間の休職中に、1回60分／週と、1回45分／週のヨーガ療法グループに参加し、主にアーサナを体験した。同時に月に一度、ヨーガ・ニケタンでラージャ・ヨーガにも参加した。56歳春から復職し、その後も1回45分／週のアーサナ中心のヨーガ療法グループに参加しつつ、月に一度、ヨーガ・ニケタンでラージャ・ヨーガにも参加し、グループ療法参加時も継続していた。58歳春から時間講師に転職。その後は、1回60分／週のヨーガ療法を受講。59歳時の8月に、筆者担当の解決構成モデルにもとづくYTAツール利用のグループ療法に参加した。

解決構成モデルを利用した集団療法 このグループは、30から40名の参加者による理智の修正と代替案作成を目指した集団療法のグループである。

実習者が参加したグループは、ヨーガ療法士とYTIC受講生で構成された30名のグループであった。以下、当日のワークシートに従ってその過程を示す。なお、ワークシートの原文に加筆修正を行っている。

1：最近あったよくなかったあるいは感情的になったエピソード

　場所：母の入院先の病院の母のベッドで

　時：昨日・夕方

　出来事：昨日、母が骨折入院中で、見舞いの折に、持って行った株式増資手続き完了はがきを見た母が、私に"○○？　しろ！"と叫んだ。が、すでに手続きは完了しているので、私としてはどうしようもなく。私にはこのヒステリーが始まると止まらないのがわかっていたので、母が言いたいように放置。ベッド周りの掃除、在庫おむつの点検、持っていった洗濯物の片づけなどをしていた。いつもの「あんたは意地悪や！」に始まる罵詈雑言の最後に、私にそのはがきを叩きつけて終了。そんな中でも、淡々とオムツの夜用のスペア、尿パットの用意は完了。今週末退院で、自宅での生活に不安があるのだろうと、言いたいだけ言わせて「明日はワークショップに出るから来れない」とだけ言って帰宅。帰宅途中、とても不愉快ながらも、言い返したり、はがきを投げ返さなかった自分を褒める。

2：バガヴァッド・ギーター行為力ヨーガ療法アセスメント半構造化面接マニュアル（SSIM-BGAK）を利用して、エピソードの時点での評価。点数化したら、3人組で点検。なお、得点は行為力があるのが5点、ないのが1点で評価される。

　A：二極対立平等感（好き嫌い）2点、B：感覚器官の制御力5点、C：献心／集中力3点、D：有限無限の識別力3点

3：感情的になった理由の瞑想による自己点検での気づき。

① A：自分の二極の対立感情について点検。何が対立していたか？ 価値は？ べきは？……人は自立しているべき。ボケていないなら、自分の事は自分で処理すべきで当然。人におしつけるな‼ という考え。

② B：自分はどの感覚器官がそのとき制御できなかったのか？ 知的・運動感覚器官について……とりあえず、5感は制御できていた。

③ C：なぜ、そこまで心奪われたのか？ 頭の中で、何について考えていたのか？……私は奴隷ではない。退院後の自分の生活が母のわがままで制御されたくない。

④ D：どの対象に無限を期待していたのか？ 色？ 金？ メンツ？ なぜ、その対象が有限と理解できなかったのか？……特に期待していないつもりながら、母の理解力に期待していた自分がいました。

⑤ これらから総合して何に自分は最もこだわっていたために感情的になったのか？……母が入院中に、折角、家の隅々まで大掃除が済み、家が片付いたのに、また郵便物はアチコチ放置、オムツもアチコチ、いろいろまた家がグジャグジャになる……と、自分の勝手な家はキチンとしておくべきという概念から、母の帰宅後の生活が、不安。母の言葉の暴力に辟易していた。

4：3人組で点検して、こだわりについて自己理解を深める

● 3人組では解決付かなかった。
● まだ"理想の母親像"を期待していた自分がいた。私は嫁にでた人間で、嫁ぎ先の家を置いて、実母の介護中心の暮らしをしている。にもかかわらず、かつて、母から"軒貸して母屋取られるだ！ 出ていけ！"とも言われ、"あんたは何もしてくれない。嫁なら完璧に面倒見てくれる"と、かつて言い放ったのだから、弟の嫁に面倒を見てもらえばいい。などなど、過去の母の言葉にこだわっていた。

5：行為力の項目得点5（行為力が満点の行者）のような人だったら、その時点でどのようにふるまうだろうか？ どのようなハッピーエンドにするだろうか？ ブレーンストーミング。
- Thから、「修行の場ができた！ お母さんは不動明王様だ！ 応諾は神様の言葉。全体のためになるなら応諾する」とご指導いただき、やっと自分の中で落ちる。

6：提出者が実現できそうな最終案を確定する。
- 毎日の瞑想の初めに、迷想になる前に、何度か、"お母さんは不動明王様"を繰り返し唱えてみよう。

以上のような解決構成モデル集団療法に参加した後、以下のような変化が生じた。

症状変化　集団療法参加時点の「バガヴァッド・ギーター行為力ヨーガ療法インストラクション（SSIM-BGAK）」の得点は、A：二極対立平等感（好き嫌い）2点、B：感覚器官の制御力5点、C：献心／集中力3点、D：有限無限の識別力3点であったのが、Thから、"お母様は不動明王様だと思ったら"の一言が腑に落ち、これまでの集中内観、各種カウンセリング、トランスパーソナル心理学等の指導で全く効果がなかったにもかかわらず、翌日から毎日のグルマントラの際、"お母様は不動明王様"と意識した。その結果、母のそれまでは理不尽にしか思えなかった言動に対しても、"不動明王様が私に教えを授けて下さっている"と理智のとらえ方を少しずつ変えていった。集団療法参加2か月後、2極の対立平等感は2→4点、感覚器官の制御力は5点のまま、献心／集中力は3→5点、有限・無限の識別力は、介護には終わりが来ると認識して4→5点に変化していった。その後、Thと何度かメールでやりとりをする中で、母がClに対して持っている感情に意識を向けて母のことを理解し、Clが「母とはこうあるべき像」を自分で勝手に作り上げ、その物差しで母を見ていた錯誤に気

づいていった。その後、新年の集中行等でようやくプラーナの動きを多少なりとも意識できるようになり、アジュナチャクラへの集中が少しできるようになると共に、客観視の能力が高まった。その後、約3カ月続いた毎朝の不動明王との置き換えの儀式はなくなり、毎朝、母のその日一日の平安への祈りに変化していった。また、日々のイライラ感はほとんどみられなくなった。また、グループ参加5カ月後、首の後ろにあったアトピー性皮膚炎の痒みはなく、ザラザラ感もなくなっていた。その後も、母の言動に対するイライラ感は軽減し、これまでになく、母との生活の中で精神的な安定を得たようだ。

本人の語りのデータ

- お陰様で、日常生活で日々母との間で起きていた葛藤が随分減り、イライラがなくなると共に、まずは母の心をおもんばかった行動が取れるようになりました。
- 見た目の生活は変化がなくても、ずっとひどかった首の後ろのアトピーの痒みは軽減し、いつも自宅にいると不愉快だった自分が嫌でしたが、最近は掃除等家事一般も楽しめるようになりました。
- 今年は、不愉快だった暮れの親戚へのご挨拶等も苦にならず、大掃除も元々大好きなのでワクワクしている自分が居てビックリです。観方を変える効果にただただ感謝しています。
- その後、自らの職業病で、ついつい母をジャッジしてしまっていた自分に気づき、マイナス部分をできるだけプラスに置き換える作業を日常生活の中で繰り返しました。
- 先生のご指導で、細かい事ではありますが、私の様々な認知の歪みに気づかせて頂きました。
- まだまだ、母の暴言に辟易してしまう自分もいますが、その回数は、なんと週に1～2度に激減。イラつくと、その度に自らを客観視できるようになり、随分心が晴れやかで安定しています。

● 精神的な安定、イライラ感の激減に反比例して、私の中の母への思いやりは随分増したように感じています。

考察　本事例は、座法・呼吸法・瞑想法でのヨーガ療法インストラクションを中心としたヨーガ療法を47歳時から受けている。また59歳時の当集団療法参加までに、集中内観、各種カウンセリング、トランスパーソナル心理学等のグループへの参加も行ってきていたが、母との間での葛藤は克服できていなかった。また、YICやYTICといったヨーガ療法のインストラクーおよびセラピスト養成コースも受けて、伝統的ヨーガ修行も行ってきており、ヨーガの智慧には親しく触れてきていた。その中での発見もあった上で、今回の集団療法に参加したのである。

それゆえ、実習者の変化にはいくつかの要因がからんでいたことが理解できる。その要因とは、まず代替案提案の仕方であり、代替案が実習者の関心に沿っているかどうである。次に、ヨーガの智慧の共有である。

上述の修行過程にあった実習者にとって、解決構成モデルによるヨーガの理想形から代替案を作り出していくことへの抵抗はなく、むしろ積極的に受け入れやすいものであった。にもかかわらず、グループメンバーとのディスカッションの中では代替案を受け入れることができなかった。これは、メンバー同士による解決像の押しつけ合いが生じていたことに起因しているといえる。実際に、あるメンバーからの一方的な押しつけ的な強引な提案がなされているとき、実習者はそれができない理由を述べて抵抗を示していた。すなわちセラピスト側から、こうあるべき、こうした方がいいというような形で、押し付け的な態度での代替案の正論的な提示は、このような抵抗を生み出すことになるだろう。このような押しつけ的提案を行うのは、提案したメンバー側が実習者の関心に関心を示さずに、提案者の関心に従っての提案を押しつけようとしたからである。助言・提案内容も、実習者の関心に関心を向けて実習者のニーズに沿った提案をしていくとき、受け入れられやすくなるといえる。もっとも、グループ・ディスカッションでブレイン・ストーミングを行うときは、これまでに堂々巡りをしていた発想

から脱却していく必要があるために、思いもつかない提案をしていくことも重要である。そこには遊び心が重要となってくる。

　他方、今回の「母の中には神様がいて、母は不動明王様と思おう」という筆者からの提案を受け入れられたのは、実習者がYICやYTICさらには伝統的ヨーガ修行も行いヨーガの智慧に慣れ親しんでおり、また仏教的宗教観がベースにあったからだろう。カルマ・ヨーガでもバクティ・ヨーガでも、すべては神様からのプレゼントという応諾の心を養っていくことを目指している。そのような宗教性を共有していないことには、この提案は受け入れられなかったことだろう。

　このように、相手の関心に関心を向け、実習者のニーズを把握し、実習者と共有するヨーガの智慧に則って、実習者に可能な代替案を作り出し、選択肢の一つとして提案したとき、受け入れられやすくなるのである。そのためには、ヨーガ療法ダルシャナ技術が必要となるのである。

　今一つ、この解決構成モデルでの代替案の作成は、執着とこだわりのポイントが十分理解されなくても、その代替案を具体的に作り、それを実践していく中で理智の修正が行われていくことがしばしば生じるものである。故に、執着・こだわりの分析がうまくいかない場合は、解決構成モデルでの代替案の構成に方針を変更していくことによって、ダルシャナの展開を図ることが可能である。執着・こだわりの分析がでたとしても、この代替案が構成できなければ、結局のところ執着を手放さないだろう。それゆえ、この代替案の構成は極めて重要なのである。

文献

安藤治(2007):現代のスピリチュアリティ-その定義をめぐって、安藤・湯浅編『スピリチュアリティの心理学』、pp11-34、せせらぎ出版

Ansbacher ,H.L. & R.R., Ed. (1956) : THE INDIVIDUAL PSYCHOLOGY OF ALFRED ADLER, Harper Torchbooks, New York

Antonovsky, A. (1987) : UNRAVELING THE MYSTERY OF HEALTH – How People Manage Stress and Stay Well, Jossey-Bass Inc., Publishers(健康の謎を解く-ストレス対処と健康保持のメカニズム、山崎喜比古・吉井清子監訳、有信堂、2001)

Bisht, D.B. (1999) : Spiritual Dimension of Health. The Report of The 5th International Conference on Frontiers in Yoga Research and Application, pp119-132, Vivekananda Kendra Yoga Research Foundation, India.

Burr, V. (1995) : AN INTRODUCTION TO SOCIAL CONSTRUCTIONISM, Routledge,『社会的構築主義への招待』、田中一彦訳、川嶋書店、1997

Cannon, W. B. (1929) : Bodily changes in pain, hunger, fear and rage. New York: Appleton.

Dreikurs, R. (1955) : MINOR PSYCHOTHERAPY, Transactions, Fifth Annual Meeting, Academy of Psychosomatic Medicine. (in Psychodynamics, Psychotherapy and Counseling, Alfred Adler Institute of Chicago, 1967, 5-14)

Dreikurs, R. (1956) : ADLERIAN PSYCHOTHERAPY, in Progress in Psychotherapy, Fromm-Reichmann,F. & Moreno, J. L. Eds. (in Psychodynamics, Psychotherapy and Counseling, Alfred Adler Institute of Chicago, 1967, 5-14)

Ellenberger, H. F. (1970) : DISCOVERY OF THE UNCONSCIOUS, Basic Books Inc., New York（無意識の発見、上・下、木村・中井監訳、弘文堂、1980）

Frankl, V.E. (1947) : ... TROTZDEM JA ZUM LEBEM SAGEN（山田邦男・松田美佳訳、『それでも人生にイエスと言う』、春秋社、1993）

Frankl, V. E. (1947) : EIN PSYCHOLOG ERLEBT DAS KONZENTRATIONSLAGER, Verlak fuer Jugend und Volks, Wien（霜山徳爾訳、『夜と霧：ドイツ強制収容所の体験記録』、みすず書房、1985）

Gothe, N., et al. (2013) : The Acute Effects of Yoga on Executive Function. Journal of Physical Activity and Health, Vol 10 (4) : 488-495.

長谷川啓三(1989)：短期療法-解決の構成、家族心理学年報、5巻、pp.259-285、金子書房

Holmes, T. H. & Rahe, R. H. (1967): The Social Readjustment Rating Scale, Journal of Psychosomatic Research, 11; 213-218.

Ivey,A.E. (1985)：『マイクロカウンセリング―"学ぶ-使う―教える"技法の統合：その理論と実際(福原真知子、國分久子、他訳)』川島書店

Lazarus, R.S. & Folkman, S. (1984): Stress, appraisal, and coping. Springer Publishing Company, New York.

鎌田穣(1989)：アドレリアン・カウンセリングの実際(2)―治療目標の一致について、アドレリアン、3（1）、pp.38-47、日本アドラー心理学会

鎌田穣(1995)：過去の事例をふりかえって―原因除去モデルから解決構成モデルへの
　　変換―、アドレリアン、8（3）:152-159、日本アドラー心理学会

鎌田穣(2002)：カウンセリングにおける課題の分離に関する一試論―
　　コミュニケーションの矢印を用いた視覚的理解の試み―、アドレリアン、16（2）、75-80、日本アドラー心理学会

鎌田穣・黒川順夫(2014)：下痢型IBS患者への心理療法としてのヨーガ療法の適用、心療内科学会誌、18（3）:170-175、日本心療内科学会

鎌田穣・色部理恵(2016)：ヴェーダ瞑想とカウンセリング・プロセスの共通点、第14回
　　日本ヨーガ療法学会研究総会、電子抄録集、p.194、大宮ソニックシティ、4/22

Kato, C. (2016): Attempting to Develop an Assessment Scale for Yoga Therapy,

The 17th Asian Conference on Psychosomatic Medicine, abstract p.53, Kyushu University, Fukuoka.

川下勝(1994):『コルベ』、清水書院

木村宏輝(2008):インド5千年の智慧―ヨーガ療法、心身医学、48(1):37-44

木村慧心(2008):『バガヴァッド・ギーター』、日本ヨーガ・ニケタン本部

木村慧心(2011):『実践ヨーガ療法』、東京、ガイアブックス(旧.産調出版)

木村慧心(2013):現代ヨーガ療法概論、日本統合医療学会誌、6(2):6-9.、日本統合医療学会

木村慧心(2015):ヨーガ療法とストレス・マネージメント、ガイアブックス

木村慧心(2017):緩和ケア集中講義資料、日本ヨーガ・ニケタン関西支部2017年3月4日開催

木村慧心・鎌田穣(2014):ヨーガ療法概論、日本ヨーガ・ニケタン本部

Kimura, K. & Chase M. O. (2016): Yoga Therapy Theory: Modern methods based on traditional teachings of human structure and function (English Edition), Kindle

Manaster, G. J. & Corsini, R.J. (1982): Individual Psychology – Theory and Practice, Adler School of Professional Psychology, Chicago.

日本ヴェーダーンタ協会会長(2009):ブリハド・アーラニャカ・ウパニシャッド、『ウパニシャッド』、pp.161-224、日本ヴェーダーンタ協会

Manaster, G. J. & Corsini, R. J. (1982) : INDIVIDUAL PSYCHOLOGY, F.E. Peacock Publishers、『現代アドラー心理学上・下』、高尾利数・前田憲一訳、春秋社、1995

丸山圭三郎(1992):ソシュール小事典、大修館書店

マンジュナート、N. K. (2007):「ヨーガ療法―その科学的根拠」、ヨーガ療法研究、5:16-25、日本ヨーガ療法学会

Matsushita, T., Oka,T. (2015): A large-scale survey of adverse events experienced in yoga classes., Biopsychosoc Med, 9: 9

中島弘徳(1997):目的論についての一考察、アドレリアン、11(2), 125、日本アドラー心理学会

野田俊作(1988):解釈と正対の技法、アドレリアン、2(2): 85-92、日本アドラー心理学会

野田俊作(1991):『続アドラー心理学トーキングセミナー』、星雲社

岡孝和他(2014):「ストレス関連疾患に対するヨーガ利用ガイド(医療従事者用)」、ストレス関連疾患に対する統合医療の有用性と科学的根拠の確立に関する研究(科研費研究課題番号:H24-医療——一般-025)

O'Hanlon, W. H. (1987): TAPROOTS: Underlying Principles of Milton Erickson's Therapy and Hypnosis, W. W. Norton & Company, Inc. (森俊夫・菊池安希子訳、『ミルトン・エリクソン入門』、金剛出版、1995)

大谷彰(2004):『カウンセリングテクニック入門』、二瓶社

大友秀治(2013):全人的人間理解を促進するスピリチュアリティ概念に関する一考察:現代のスピリチュアリティとヨーガのスピリチュアリティの比較から、西山学苑研究紀要、8: 57-86

Shulman ,B. H. & Mosak, H. H. (1988): MANUAL FOR LIFE STYLE ASSESSMENT, Accelerated Development、『ライフ・スタイル診断』、前田憲一訳、一光社、2000

菅原誠(2013):『サンスクリット原典翻訳・購読ハタヨーガ・プラディーピカー』誠心ヨーガ叢書第1巻、誠心出版

Swami Vivekananda (1896): Karma Yoga - The Yoga of Action (カルマ・ヨーガ―働きのヨーガ、日本ヴェーダーンタ協会訳、1980)

Swami Vivekananda (1899): Jnana Yoga (ギャーナ・ヨーガ―知識のヨーガ、日本ヴェーダーンタ協会訳、1993)

Telles S, et al.: Effect of yoga or physical exercise on physical, cognitive and emotional measures in children: a randomized controlled trial , Child and Adolescent Psychiatry and Mental Health, 7 (1): 37, 2013

臼田寛・玉城英彦(2000):WHO憲章の健康定義が改正に至らなかった経緯、日本公衛誌、47 (12): 1013-1017

米澤紗智江・鎌田穣・黒川順夫(2014):心療内科における摂食障害専門ヨーガ療法グループの試み、心療内科学会誌、19 (1), 7-13、日本心療内科学会

Zeig, J. K. (1985): Experiencing Erickson: An Introduction to the Man and His Work, Brunner/Mazel, New York (中野善行・青木省三監訳、『ミルトン・エリクソンの心理療法―出会いの三日間』、二瓶社、1993)

あとがき

　この「ヨーガ療法ダルシャナ」のテキストに関する執筆のご提案を木村慧心先生からいただいたのは、2016年9月のことでした。

　米国にあるInternational Association of Yoga Therapy (IAYT) が主催する学術集会Symposium on Yoga Research (SYR) の中のSpecial Interest Sessionで、木村慧心先生と筆者がヨーガ療法アセスメントとヨーガ療法カウンセリング（現ヨーガ療法ダルシャナ）についてプレゼンテーションし、Maryland University of Integrative Health in the Integrative Health Sciences Departmentの准教授Marlysa Sullivan先生がプラーナからのアセスメント方法を提示しつつ、ヨーガ療法独自のアセスメントの必要性についてディスカッションした後のことでした。

　そもそもこのセッションを行うことになったのは、いわゆる一般的に理解されている「ヨガ」が身体面偏重の「ヨガ」であるため、解脱（げだつ）に向けた心の自己制御法を含む本来のヨーガが理解されていないことへの危機感と、海外ではヨーガ療法がヨーガ独自のアセスメント・システムを有さずに、これも身体面偏重の技法として利用されていることへの危惧からです。

　木村慧心先生が切望されて、Madoka Chase Onizukaさんと（社）日本ヨーガ療法学会の森事務長に調整していただき、開催されることとなったのです。

　ところで、米国においてヨーガ療法のサイコセラピー的側面がほとんど封印されているのは、米国の心理療法事情が相当色濃く影響しているのかもしれません。日本においても、「治療」「診断」は医師の専門領域であり、ヨーガ療法士のみならず臨床心理士や他の医療従事者でさえ使用も実施もできません。同じく米国においては、臨床心理士Clinical Psychologistsや公認職業カウンセラーLicensed Professional Counselorsや公認家族療法家Licensed Marriage and Family Therapistsなども各州の公的資格であるため、特にサイコセラピーなどの専門用語をライセンスのない人は使用できないようです。そのため、現在International Association of Yoga Therapists (IAYT) ではScope of Practice for Yoga Therapyの中で、治療や診断と同じくサイコセラピーやカウンセリングという用語の使用を規制しています。ですから、理智（認知）の修正が必要であることを理解はしているが、現実的には、心理学的なサイコセラピー以外の技法によって行うことができないために、現状のような身体面偏重の研究と発表になっているとも考えられます。

　SYR当日は、我々のポスター発表について理解し、積極的に評価してくださる方々も数名はおられました。このようなことからすると、認知の修正についての必要性はわかっていてもそのためのヨーガ独特の技法開発が行われていない状態となっており、伝統的ヨーガにおけるダルシャナがあるにもかかわらず、そのダルシャナを自身が受けた経験がなく、そのためダルシャナに関する研究も実践も行われてこなかったということが実情のようです。

第9章　あとがき

　これと同様のことは、インドを含む世界の国々でも生じているようです。心理療法に対する国家資格がある国々では、サイコセラピーといった心理的アプローチは心理専門職しか実施することができず、用語の使用もできません。そのため、ヨーガ療法において認知の修正という言葉遣いも本来はできないわけですし、サイコセラピーの実施や用語使用もそれらの国々ではできないわけです。そのようなことから、伝統的ヨーガにおける理智の修正やそのためのダルシャナが師弟の間で5000年間行われてきたにもかかわらず、臨床心理の国家資格の壁によって、ヨーガ療法の世界においてそれらの理論構築、技法開発および研究がこれまで行われてこなかったのではないかと考えられます。

　ですので、木村慧心先生が苦心して作り上げている「ヨーガ療法アセスメント」のシステムは、世界中を見てそれに匹敵するものはありません。これは伝統的ヨーガに則った心身両面へのアセスメント・システムであり、指導システムであるわけです。

　そのようなことから、木村先生が開発している伝統的ヨーガの智慧に根差したヨーガ療法アセスメントとそれにもとづく指導・介入技術である「ヨーガ療法インストラクション」、そして筆者が木村先生と共に開発している「ヨーガ療法ダルシャナ技法」および理智教育技法を完備した、心身両面への対人援助体系であるヨーガ療法の必要性を実感しているしだいです。

　そのような状況下で、木村先生から本書執筆のご提案をいただいたわけです。ただ、2016年以内に書き上げて、2017年のSYRには英語で出版できるようにしてほしいということでしたが、筆者の能力ではあまりに無理なことで、この2017年6月末までかかってしまい、まことに申し訳ないことをいたしました。インドのヨーガ指導者資格試験が始まった折にその内容を見て、またヨーガ療法の世界基準を作っていくための国際会議が開催される世界情勢を鑑みると、本書の役割の重要性を途中から痛感しペースアップしたしだいです。そのような中で校了でき、ようやくここに肩の荷が下りたような気がいたしますと同時に、ヨーガコミュニティに対して少しは貢献できたかと安堵しているところです。

　木村先生によると、ヨーガの世界で本書のような理智に直接アプローチする理論と技法に関する書籍はこれまで皆無だということで、「世界初！」ということですが、実のところ筆者にはピンときていないのが実感です。なぜなら本書の内容は、筆者がこれまでに臨床場面で必要上身につけてきた心理療法理論と技法を、ヨーガ療法の中にアレンジして投入した結果の内容だからであり、筆者にとってこの内容はいつの間にか当たり前になってしまっており、大変なじみ深いものばかりだからです。ただ、このような当たり前感覚は、筆者が臨床心理士であり心理療法家であると同時にヨーガ療法士である、という双方に立脚している中での融合の結果であることから生じているようです。それゆえ、一般ヨガの世界から見ると新鮮なのかもしれませんし、逆に臨床心理側から見ると奇妙なものとして映るかもしれません。いずれにしても現在の筆者にとって、本書の内容が筆者の臨床活動の中心的理論と技法になっていることは確かであり、その効果を日々実感しています。

　筆者の臨床にとっては、今やヨーガ療法なくして語ることができません。日々患者に語ること

は、伝統的ヨーガの智慧が9割以上になっています。

　筆者が身につけてきた心理療法は、アドラー心理学と催眠が中心でした。特に、アドラー心理学は20代の最後から40代前半までどっぷりとはまり、アドレリアン・カウンセラーとサイコセラピストとして純粋培養されてきたようなものです。そのときの師匠である精神科医の野田俊作先生には大恩を感じています。私の臨床家としての基礎を叩き込んでいただき、アドラー心理学の神髄を、まさに身をもって伝えていただきました。アドラー、ドライカース、シャルマン、野田、筆者と、アドラーから筆者は5代目の世代になります。そのような系譜の中でのトレーニングをみっちりと受けたことにより、筆者の臨床はアドラー心理学が今でもベースになっているといえます。

　もっとも、今ではヨーガ療法とも融合し、伝統的ヨーガの智慧が強烈に影響しているため、異なるものになってきていることは確かです。

　つまり、純粋アドラー心理学ではなくなっていることは確かです。とはいえ、その当時に師匠やきょうだい弟子に囲まれて修行したことは骨身に染み込んでおり、やはり筆者にとっての臨床の背骨はアドラー心理学であると勝手ながら自負しています。またその途中で、野田先生の師でもあり2017年春に他界された高石昇先生の下で臨床催眠にも30代後半から足を踏み入れることとなり、そこで米国在住の今ではマインドフルネス瞑想の大家である臨床家大谷彰先生とも出会うことができました。

　また、そこでは前職を自身の悪行にて失職した後の苦境の時代に大きな勇気づけをしていただいた櫻井佐紀子先生他、多くの臨床催眠の先生方との出会いがありました。そこで身につけた理論と技法は、今でも臨床の基本となっており、筆者がヨーガ療法に援用している技法の多くを学ばせていただきました。アーサナ指導をグループで行う時の講話や、たとえ話、ヨーガニドラーでのインストラクションなどは、催眠技法がふんだんに取り入れられています。

　そのような流れの中で、己の不徳の致すところから失職してヨーガ療法の世界に入り、そのまま伝統的ヨーガの末席にも加えていただくこととなったわけです。当時、ご迷惑をかけた方々には心からお詫び申し上げます。と同時に、そのようなことがあったことによって、今ここでこのようにヨーガ療法への貢献ができているわけですから、これも神様からのプレゼントだったに違いないと今では確信しており、当時の方々に感謝すら覚えます。

　筆者が最初に日本ヨーガ・ニケタンへYIC（ヨーガ教師養成コース）参加希望の連絡をしたのは、2007年7月7日でした。そのとき、すでに初回がその日に終わっていたのですが、まさに縁あって8月から参加することが可能となりました。そして、最初に受講した矢先、木村先生が例の7：3の髪型で登壇し、「ヨーガ療法は心理療法だ！」と力説されたのでした。当時、心理療法を専門とする筆者にとってその言葉は全く信じられないものであり、実際、ハンド・イン＆アウトなどにアウンの呼吸をつけてアー、ウーと言いながら実習する中で、なおさら信じられずにおりました。「このどこが心理療法やねん！」と心の中で叫んでおりましたし、実際にグループ発表のときには口に出しておりました。

しかし、夜コースの2年間とYTIC（ヨーガ療法士養成コース）の23回分を5年がかりで受講して課題を出しているうちに、当時は認知の修正と呼んでいた理智の修正について学び、聖典を学ぶにつれ、まさに5000年の間受け継がれてきた伝統的ヨーガ自体が心理療法体系である！と確信したのです。筆者は、27歳時から沖ヨガの系列の「ハタ・ヨガ」に入っており、現職の黒川内科に昭和63年から勤務している中で、ハタ・ヨガのグループを入局当時からすぐに立ち上げて、他の病院でも立ち上げつつすでに20年は行っていたのですが、途中でオーム真理教事件が勃発して、「お前はオーム関係者か？」と言われたため、ストレッチグループと名称を変えて継続していたわけです。お恥ずかしいことに、筆者自身が世間と同じような「ヨガ」理解をしていたわけです。その流れの中でYICに出た時に、心理療法とは信じられないながらも「これがヨーガか！」と衝撃を受けて、それ以来ヨーガ療法三昧となっていき、その後、完全にヨーガ療法グループに変更したわけです。

そして、YTIC受講中の講義の中で、木村先生から突然「臨床心理学とヨーガ療法」の講義依頼を受け、そこから木村先生とのメールのやりとりを介して、伝統的ヨーガが如何に心理療法であるかを確信していくことが加速していったわけです。

YICを受講している中で、伝統的ヨーガの哲学とアドラー心理学の哲学が同一方向にあり、共に生きる指針を与えていることを実感しました。ギャーナ・ヨーガの迷妄のマーヤー論はアドラー心理学の認知主義・仮想論と、カルマ・ヨーガの無執着の行動はアドラー心理学の共同体感覚にもとづく共同体への貢献と、理智の修正はまさにライフスタイルの修正といったように、共通点がどんどん見えてきて驚くぐらいでした。また、ヨーガにおける執着とこだわりとはアドラー心理学の目的に沿ったものであったため、ヨーガ療法とアドラー心理学が筆者の中ではなんら違和感のない存在となっていました。そのようなことから、筆者がこれまでに身につけてきた理論と技術が、ヨーガ療法指導を行っていく上でいつのまにか融合してしまったわけです。

アドラー心理学側からすれば、純粋ではなくなっていることでしょうし、実際、異なるところも多々生じてきています。しかし、基本的な生きる指針や世界はすべてマーヤーであるという哲学的理解の点や、カルマ・ヨーガが示す離欲による無執着の行動とアドラー心理学が示す共同体感覚にもとづく貢献的行動は、なんら齟齬を感じないところです。そのため、伝統的ヨーガの智慧を伝えていくための技法についてもアドラー心理学の技法が援用可能でした。また、ヨーガ療法の理論と哲学さえしっかりしていれば、催眠であれ行動療法であれ、その他の臨床心理学の技法も取り入れることが可能でした。

アドラー心理学においてもヨーガ療法においても、もっとも重要なことは如何にその哲学的部分、すなわち智慧を伝えられるかということです。そうしないことには、実習者やクライアントが理智の修正を行えないからです。ですので、そのための技法はどの流派のものでも援用可能であるとさえ言われているように、ヨーガ療法においても理智教育には心理教育技法が使えますし、ヨーガ療法ダルシャナでは、他派のカウンセリング技術や催眠技法も利用可能となるわけです。これら技法は、意図しているかどうかは別として、古の師匠方がかなり利用しておられ

たのだと予想されます。むしろ、現代心理療法技法からみると、結局同じような技法を利用しているということが多々見受けられるわけです。

　そのようなことから、本書で示してきたのは、5000年の伝統の中で伝承されてきた理智の修正を目指す師弟間のダルシャナ技法と現代臨床心理学が開発してきた各種技法とのコラボレーション技法といえます。そのような意味で、本書は5000年の叡智の上に成り立つヨーガ療法ダルシャナというオリジナルな理論と技法の教本といえます。筆者自身、確かにこれは世界初のヨーガ療法ダルシャナ教本であると実感してまいりました。多くの実習者の方々が伝統的ヨーガの智慧によって救われ、離欲と理智の修正までをも含む苦からの解放に至れるように、多くのヨーガ療法士の方々が本書で示した理論と技法を利用して援助していけるよう、本書が役立つことを願ってやみません。

　筆者がこれまでの修行過程で身につけてきたすべての理論と技法がヨーガ療法と融合してできたものが、本書の内容なのです。今生において木村慧心先生という偉大な師匠に出会えたことによって、本書の中で結実しました。まさに、ヨーガ5000年の叡智を脈々と伝えてくださった大師様方なくしてはできなかったわけですし、また、私に臨床の智慧を授けてくださった数々の師匠筋の先生方や修行仲間との縁があったからこそできあがったわけです。そのようなことから、古の大師様方、臨床の師匠方に対して感謝の念しか生じてきません。そしてその伝統的ヨーガの智慧を、私を含めて今生で出会った弟子に惜しみなくお伝えくださっている木村慧心先生へは、最大の尊敬と感謝を感じるのみです。まことにここまでお導きいただきありがとうございました。

　本書の各章の「まとめ」を、労をいとわずに引き受けてくれた中田愛子さんに心から感謝いたします。各章のまとめだけみて、その章の内容がほぼ把握できるという優れものを作っていただきました。そして、中田さんを通して読者に役立つためのご意見を寄せていただけた方々や、校正を一手に引き受けてくれた畠中智子さんにもただただ感謝するしだいです。また、ご自身の事例を多くの人のために役立ててほしいと積極的に提供していただいた方々や、日々筆者の活動を支えてくれている全ての方々に心から感謝申し上げます。特に、筆者が苦境に陥っていたときに惜しみない援助をしていただき、また学会活動や修行のためのわがままを聞き入れていただいている黒川順夫先生には一方ならぬ感謝の念で一杯です。と同時に、これまでご迷惑をかけてきた方々には、今でも申し訳ない思いで一杯です。最後に、本書を書き上げることができたのは、いかなる迷惑を被ろうとも、いついかなる時も筆者を支えてくれている妻に最大級の感謝をするしだいであり、家族にも感謝するしだいです。そして、本書を通してご縁が結ばれる皆さま方が、多くの人々に貢献できますことを心から祈っております。

　　　　　　　　　オーム、寂静、寂静、寂静

　　　　　　　　　　　　黒川内科　臨床心理士　博士（学術）　鎌田　穣　拝

著者:

鎌田 穣 (かまた みのる)

1994年大阪市立大学にて、アドラー心理学にもとづく親教育をテーマに、博士(学術)号取得。臨床心理士、精神保健福祉士、日本心身医学会認定医療心理士、(社)日本ヨーガ療法学会認定ヨーガ療法士、インド中央政府公認ヨーガ・セラピスト取得。専門はヨーガ療法、アドレリアン・カウンセリング&サイコセラピー、催眠、各種グループ療法。職歴は、昭和63年から黒川内科心理士として勤務し、現在に至る。その間、大阪府警察本部少年課資質調査係、田附興風会(タヅケコウフウカイ)北野病院神経精神科等の心理士も兼任。また、大阪市立大学、関西大学、佛教大学、上智大学グリーフケア研究所、聖トマス大学、吉備国際大学等で教鞭を取ってきた。ヨーガ療法関連としては、日本ヨーガ・ニケタンにて、「臨床心理学とヨーガ療法」「マインドフルネスとヨーガ療法」「初級・中級・上級ダルシャナ講座」のDVD講義とヨーガ療法ダルシャナの実習を担当し、事例検討会や個別のスーパーヴィジョン、および各種グループ療法実習を担当している。現在、日本ヨーガ療法学会理事、研究委員、倫理委員。日本心身医学会近畿地区代議員。NPO法人日本ヨーガ療法士協会大阪副幹事長。〈身〉の医療研究会理事、エビデンスにもとづく統合医療研究会評議員、NPO法人こころ・からだ研究所監事等。著書は、共著で『心理・福祉のファミリーサポート』『心理査定実践ハンドブック』『心理臨床大事典』『カウンセリング辞典』『ヨーガ療法概論』等。

木村 慧心 (きむら けいしん)

1947年群馬県前橋市生まれ。1969年東京教育大学理学部卒業。スワミ・ヨーゲシヴァラナンダ大師より聖名(ギャーナ・ヨーギ)を拝受して得度し、ラージャ・ヨーガ・アチャルヤ(阿闍梨)となり、ラージャ・ヨーガ指導を開始。現在、ヨーガや内観法をもとにヨーガ療法士養成講座等の研修会、講演活動等に従事。鳥取県米子市在住。著書に『実践ヨーガ療法』、『ヨーガ療法とストレス・マネージメント』(いずれもガイアブックス)など多数。一般社団法人日本ヨーガ療法学会理事長、一般社団法人日本アーユルヴェーダ学会理事、日本ヨーガ・ニケタン代表、日本ヴィヴェーカナンダ・ヨーガ・ケンドラ代表、一般社団法人日本統合医療学会業務執行理事、米子内観研修所所長 等役職多数。

伝統的ヨーガにもとづくヨーガ療法標準テキストⅡ
ヨーガ療法ダルシャナ
双方向コミュニケーションのための言語的かかわり

発　　　行	2017年12月20日	
第 2 刷	2018年5月20日	
著　　　者	鎌田 穣／木村 慧心	
発 行 者	吉田 初音	
発 行 所	株式会社 ガイアブックス	
	〒107-0052 東京都港区赤坂1-1-16 細川ビル	
	TEL.03 (3585) 2214　FAX.03 (3585) 1090	
	http://www.gaiajapan.co.jp	

Copyright GAIABOOKS INC. JAPAN 2018
ISBN978-4-88282-998-0 C3047

落丁本・乱丁本はお取り替えいたします。
本書を許可なく複製することは、かたくお断わりします。
Printed and bound in japan